Neurosonología Vascular

Neurosonología Vascular

Claudio Enrique Scherle Matamoros

José Ignacio Suárez
Nelson J. Maldonado
Danny Rivero Rodríguez

AMOLCA
2018

Director Coordinador: Álvaro J. Rafael
Editor en jefe: Gabriel Santa Cruz M.

Neurosonología Vascular
Claudio E. Scherle Matamoros – ***José I. Suárez*** – ***Nelson Maldonado Samaniego*** – ***Danny Rivero***
ISBN: 978-958-5426-53-5

NIT: 900006819-7

Edición Año 2018

Artes finales: Dianora Gómez Nessi
Impreso en China

AMOLCA

Venezuela

1ra. Avenida Sur de Altamira, Edificio Rokaje, Planta 3, Urb. Altamira - Aptdo Postal 68772 - 1062-A.
Caracas - Venezuela – Teléfs.: (58 212) 266.6176 - 266.8601 - Fax: (58 212) 264.4608
e-mail: administración@amolca.us - www.amolca.com

Argentina

Editorial Atlante Argentina S.R.L.
Junín 827 - Buenos Aires
Teléf.: (5411) 4961.6504
e-mail: atlante@ar.inter.net

Colombia

Librería Alianzas, SAS
Sr. Elkin Restrepo
Calle 47A Nº 81-58
Barrio Floresta
Teléf.: (00574) 512 36 14
Medellín - Colombia
e-mail: gerencia@amolca.com.co

Guatemala

Corporación Educativa
Sr. René Arias
Avda. Elena 7-17 Zona 1 - Guatemala, C.A
Teléfs.: (00502) 223.27850 - 223.03455
Celular 551.24537
e-mail: corpoeducativa@hotmail.com
reneaaria@hotmail.com

México

Arquitectura 49, Local 202, Colonia Copilco
Universidad, Delegación Coyoacán, CP
04360 México - D.F.
Teléfs.: 56580882, 56580019
Celular: 5526 55 1084 – 553 23 23 702
e-mail: amolca@prodigy.net.mx
amolca@me.com-
ventas.amolca@gmail.com
www.facebook.com/editorialamolca.sadecv

Panamá

Centro Comercial La Gran Estación
Nivel 100 - Local 97
Teléf.: 261.0803
Fax: 261.6704
e-mail: amolca-panama@hotmail.com

Perú

Jiron Inclan 312
Magdalena del Mar
Lima – Perú
Teléf.: 243.3161
e-mail: amolcaperu@speedy.com.pe

Distribuidores

Bolivia - Costa Rica - Chile - Ecuador - El Salvador - España - Estados Unidos - Honduras - Nicaragua - Paraguay - República Dominicana - Uruguay

Autores

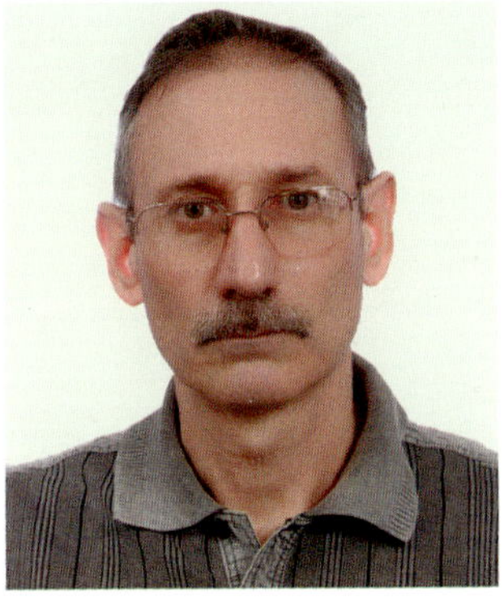

Claudio Enrique Scherle Matamoros

Graduado de Medicina en la Facultad de Ciencias Médicas de La Habana, y de Neurología en el Hospital Clínico Quirúrgico Hermanos Ameijeiras, Cuba.

Especialista en Medicina Familiar. Miembro de la Sociedad Cubana de Neurología y Neurocirugía. Durante 9 años dedicado a la atención de enfermos cerebrovasculares en fase aguda en la unidad de ictus del Hospital Clínico Quirúrgico Hermanos Ameijeiras de La Habana y a la realización de estudios de Neurosonología.

Cursó entrenamiento en el tratamiento del ictus agudo y técnicas avanzadas de Neurosonología en España en el Centro Hospitalario Universitario de Albacete (CHUA) bajo la tutela de los Profesores Tomás Segura Martín, Óscar Ayo (presidente de la Sociedad Española de Neurosonología SONES en el 2011) y Jorge García.

Cuenta con múltiples publicaciones en Neurología y en particular en Neurosonología. Actualmente se desempeña como neurólogo en el Hospital de Especialidades Eugenio Espejo, en Quito, Ecuador. Profesor de Neurología de la Universidad San Francisco de Quito USFQ.

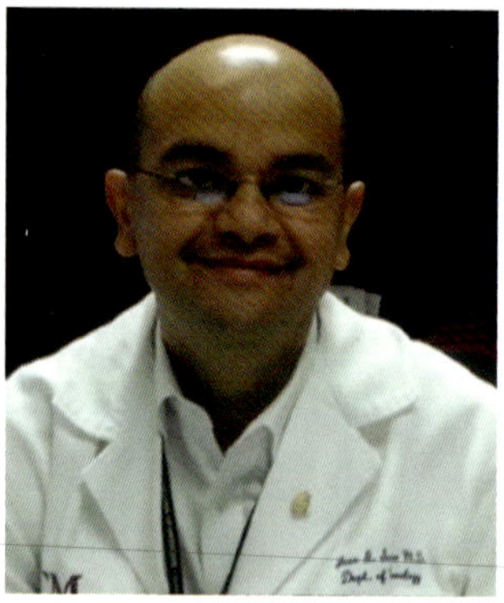

José Ignacio Suárez

Profesor de Neurología y Neurocirugía, jefe de la Unidad de Neurología Vascular y de Cuidados Intensivos Neurocríticos de Baylor College of Medicine (BCM) en Houston, Texas. El Dr. Suárez es un reconocido experto en *stroke* y cuidados neurocríticos. Ha sido autor o coautor de más de 250 manuscritos y capítulos en áreas de *stroke* y cuidados neurocríticos. Ha recibido múltiples premios incluyendo el Premio al Reconocimiento a la Enseñanza de la Academia Americana de Neurología en 2007 y el Premio a la Enseñanza por parte del Departamento de Neurología de BCM y de la Case Western Reserve University. El Dr. Suárez ha creado dos programas de entrenamiento en medicina crítica que son reconocidos mundialmente en la Case Western Reserve University en Cleveland, Ohio, y el BCM. Fue seleccionado en el primer grupo de inducción al programa de Fellow de la Sociedad de Medicina Neurocrítica (Neurocritical Care Society).

Es miembro de la Junta Editorial de las revistas de *Stroke* y *Neurocritical Care* y miembro de la Junta de Directores y Cho-Chair del Comité de Investigación y Neuro Critical Search Network (NCRN).

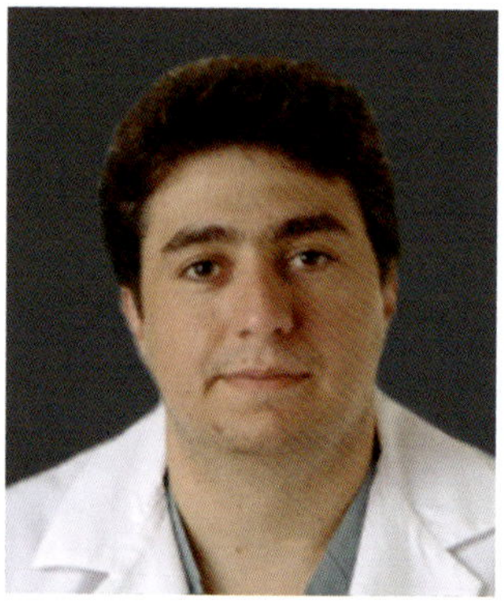

Nelson Maldonado Samaniego

Actualmente es profesor de Neurología, Neurocirugía y Cuidados Neurocríticos de la Universidad San Francisco de Quito USFQ, líder del servicio de Neurología del Hospital de Especialidades Eugenio Espejo en Quito, Ecuador. Cursó sus estudios de medicina en la Pontificia Universidad Católica del Ecuador, luego se especializó en Neurología en el Hospital Henry Ford en Detroit Michigan y culminó sus estudios con un *fellowship* en Cuidados Neurocríticos en Baylor College of Medicine en Houston, Texas, EUA.

Ha sido coinvestigador en estudios clínicos en enfermedades cerebrovasculares. Ha sido *ad hoc reviewer* de *journals* como *Neurocritical Care, Stroke, Neurology*, entre otros.

Investigador principal en Ecuador del proyecto HANAK (High Altitude Neurophysiology Assesment and Knowledge).

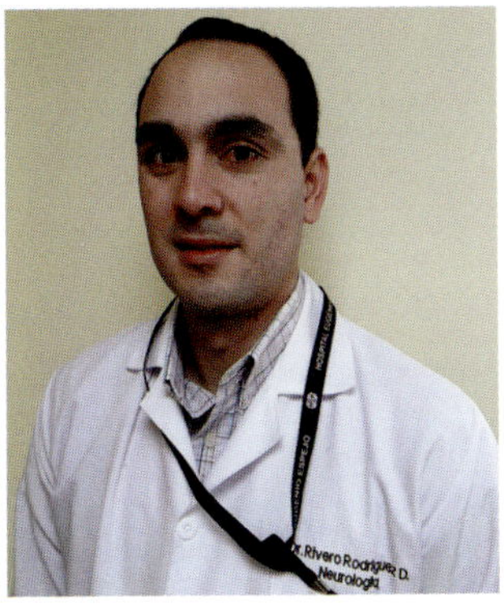

Danny Rivero

Graduado de Medicina en el Instituto de Ciencias Médicas de La Habana, 2008. Especialista en Medicina Familiar. Consta con un Máster en Urgencias Médicas. Curso la especialidad de Neurología en el Hospital Hermanos Ameijeiras de La Habana, Cuba.

Miembro de la Sociedad International de Parkinson y Trastornos del Movimiento. En el año 2014 fue reconocido por la Sociedad Cubana de Neurología y Neurocirugía, y por el comité editorial de la *Revista Cubana de Neurología y de Neurocirugía* como investigador. Consta con múltiples publicaciones en revistas internacionales. Actualmente se desempeña en el Servicio de Neurología del Hospital Eugenio Espejo, Quito, Ecuador.

Dedicatoria

A la memoria del profesor Héctor Roselló Silva

A mi esposa y mis hijos

A mi madre

Prólogo

Claudio Enrique Scherle Matamoros

La introducción del ultrasonido en el estudio de las enfermedades vasculares del cerebro tiene lugar en la década de los 1950. Sin embargo, no es hasta principios de los 1980 que se consiguen estudiar los parámetros hemodinámicos de las arterias que conforman el polígono de Willis al lograrse atravesar la barrera ósea del cráneo considerada hasta ese momento infranqueable. Desde entonces, dicha técnica ha experimentado grandes progresos hasta adquirir en la actualidad un papel esencial en el estudio y tratamiento del enfermo cerebrovascular, sin dejar de lado las múltiples aplicaciones en otras afecciones neurológicas. Así, se ha convertido en una herramienta necesaria para complementar el examen neurológico.

Han transcurrido 8 años desde que Dr. Jesús Pérez Nellar, jefe de la Unidad de ictus en aquel momento, propuso escribir un libro en el que se explicase la técnica del Doppler transcraneal y se divulgara las aplicaciones de las que dependíamos para evaluar y seguir a nuestros pacientes. Meses después de pasar por la Unidad de Ictus del Servicio de Neurología del Centro Hospitalario Universitario de Albacete, con los conocimientos ganados, la experiencia que le siguió y el material acumulado decidimos extendernos a la técnica de dúplex transcraneal y cervical. Al final, escribimos un manual en el que se revisan aspectos de la anatomía vascular, los principios del ultrasonido Doppler y se abordan cada una de las aplicaciones en el contexto de situaciones clínicas específicas de acuerdo con los pasos del diagnóstico clínico en el enfermo cerebrovascular.

Agradezco, en particular, a los profesores Tomás Segura Martin y Óscar Ayo por su gentileza en compartir sus conocimientos y experiencia conmigo. Sin su ayuda, este libro no hubiese superado la extensión concebida al inicio. Sin dudas, sus enseñanzas están plasmadas en este libro.

Finalmente, recomendamos al lector que sea un practicante persistente del Doppler y entienda los principios del ultrasonido. Solo con el uso constante, la práctica y consulta es que llegará a sentirse seguro y desarrollará habilidad con cada modalidad.

Contenido

Parte I:
Generalidades

Capítulo 1
Anatomía vascular

Claudio Enrique Scherle Matamoros

Para realizar con éxito la evaluación neurosonológica de un enfermo es necesario desarrollar la capacidad de imaginar en tres dimensiones las estructuras vasculares que irrigan el encéfalo. Solo así conseguiremos colocar y guiar el transductor del equipo de ultrasonido hacia la posición adecuada que nos permita obtener planos que muestren la mayor cantidad de detalles anatómicos, la mayor extensión del vaso en un plano de imagen del dúplex o el sonograma específico de un vaso en el caso del Doppler transcraneal (DTC) o cervical. Para ello, resulta imprescindible conocer la anatomía vascular del sistema nervioso a partir del reconocimiento, en estudios de angiografía o angiotomografía helicoidal multicortes, de los vasos que nutren y forman el polígono de Willis. Por otro lado, es necesario ser capaces de localizarlos a través de cada una de las ventanas descritas para el examen transcraneal y cervical con ultrasonido.

Una vez que conozcamos las principales arterias del encéfalo es conveniente emplear una nomenclatura que de manera práctica y breve nos permita nombrar cada uno de los segmentos, nos dé una idea del trayecto que siguen y de sus relaciones con otras estructuras vasculares y del encéfalo. Al respecto, la clasificación de los segmentos arteriales del polígono de Willis desarrollada por Albert Rhoton a partir de estudios de micro anatomía vascular en disecciones de cadáveres proporciona un vocabulario familiar al radiólogo, al neurólogo y al neurocirujano que analizarán en cada contexto clínico los resultados obtenidos en cada estudio (1).

Como veremos en el capítulo siguiente, con el DTC podemos conocer las características hemodinámicas del flujo sanguíneo en las porciones proximales de las arterias que forman el polígono de Willis. En el caso del dúplex transcraneal (DTCC), la combinación con el Modo B y el color, por su efecto angiográfico, facilita el acceso a segmentos arteriales y venas que son difíciles de abordar con el DTC, y permite la descripción de las posibles variaciones anatómicas del sistema vascular encefálico (2,3).

1.1 Troncos supraaórticos y circulación anterior

Las arterias carótidas comunes y las vertebrales nacen en el arco aórtico. La carótida común derecha (ACC) se origina del tronco innominado que es la primera porción del tronco braquiocefálico (TBC) y la izquierda nace directamente en el arco aórtico (70 % de los casos). Las arterias vertebrales (AV) tienen su origen (segmento V0) en las arterias subclavias (ASC) (Fig. 1).

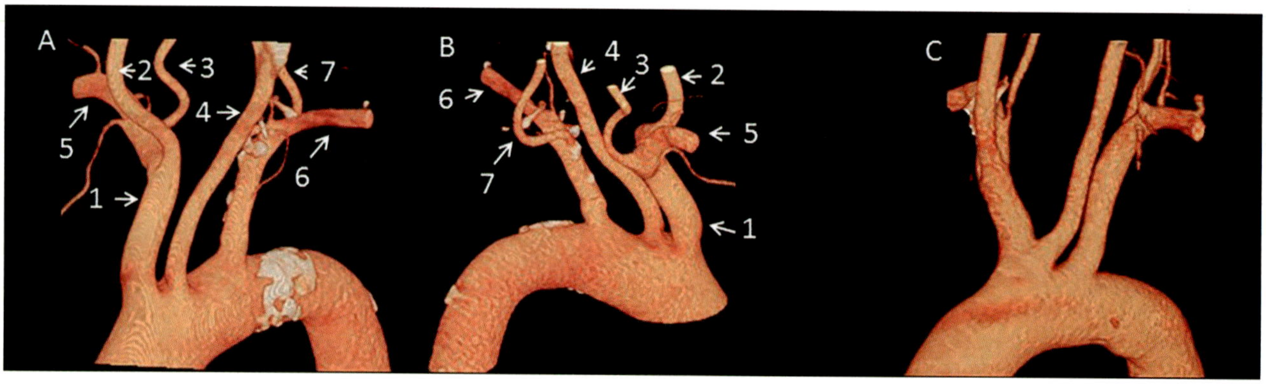

Fig. 1. Angio-TAC que muestra los troncos supraaórticos. A, B Configuración normal (A vista anteroposterior y B, vista posterior). C. Variante bovina del origen de la arteria carótida común izquierda. 1. Tronco innominado, 2. Arteria carótida común derecha, 3. Vertebral derecha, 4. Carótida común izquierda, 5. A. subclavia derecha, 6. Subclavia izquierda, 7. Vertebral izquierda.

Una vez que la ACC asciende en el cuello se bifurca entre el borde superior del cartílago tiroideo y el borde del ángulo de la mandíbula, dando lugar a la arteria carótida externa (ACE) y la arteria carótida interna (ACI) (Fig. 2). En algunos casos,

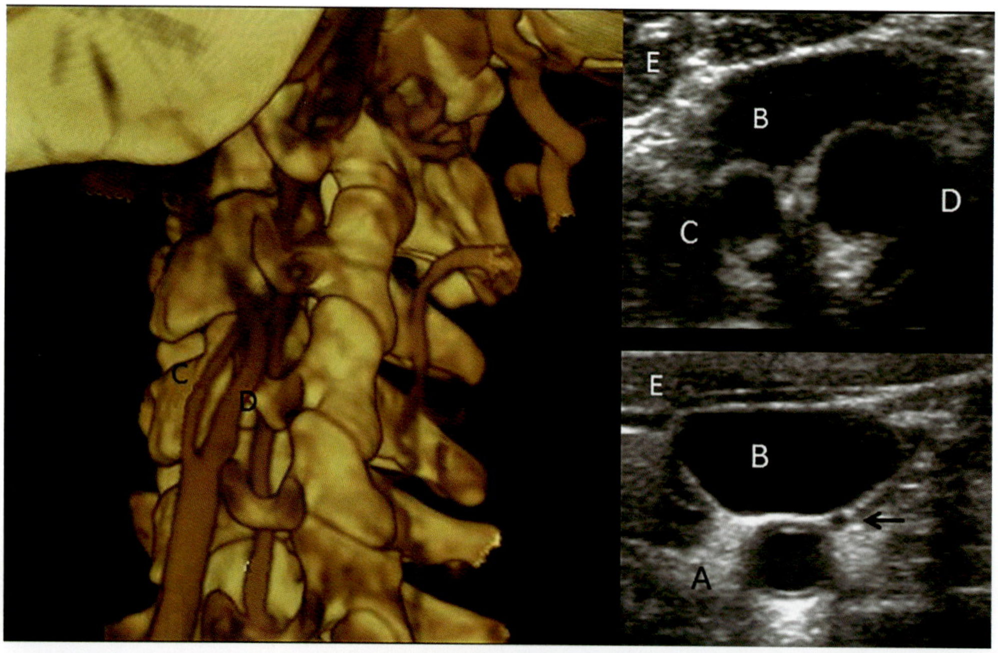

Fig. 2. Correlación entre angio-TAC cervical y dúplex. A. Arteria carótida común, B. Vena yugular, C. Arteria carótida externa, D. Arteria carótida interna, E. Musculo esterno-cleidomastoideo. Nervio vago señalado por la flecha (plano transversal con el dúplex a nivel de la arteria carótida común).

la bifurcación carotídea sobrepasa el ángulo mandibular condición que dificulta la evaluación con ultrasonido y en otros se divide antes de alcanzar el cartílago tiroideo. La porción extracraneal de la ACI generalmente asciende lateral a la ACE, medial a la vena yugular y al nervio vago que puede ser identificado en un plano transversal con el Dúplex (Fig. 2).

Para abordar los segmentos intracraneales de la ACI emplearemos la clasificación asumida en las publicaciones referente a Neurosonología que no corresponde con la empleada por los neurocirujanos en su labor diaria. Así, la porción petrosa de la ACI se denominará C6; C5 asciende hasta el inicio de la porción cavernosa formada por los segmentos C4 y C3, y el tramo cisternal o supraclinoideo por los segmentos C2 y C1 que finalizan en la bifurcación de la carótida interna (TICA) donde emite sus dos ramas terminales: la arteria cerebral anterior (ACA) y la arteria cerebral media (ACM) (Fig. 3, Fig. 3.1). En el segmento cisternal de la ACI tienen su origen la arteria oftálmica, la arteria comunicante posterior (ACoP) y la coroidea anterior.

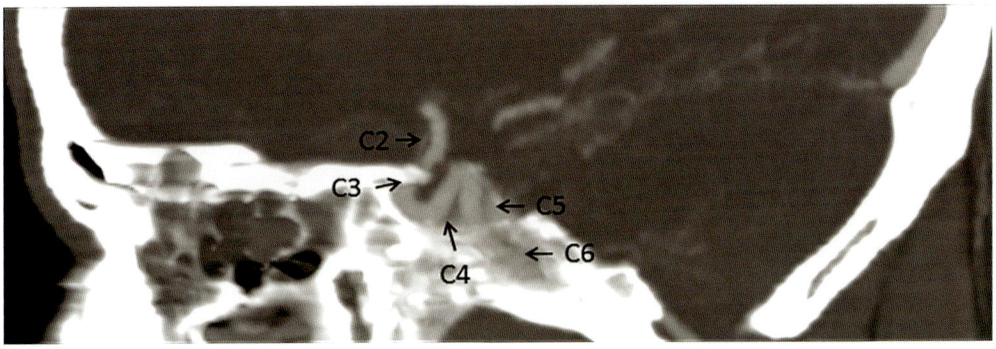

Fig. 3. Segmentos de la carótida intracraneal.

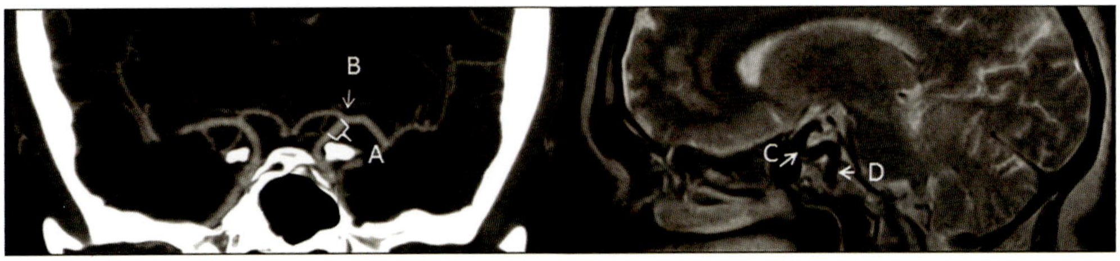

Fig. 3.1. Porciones de la arteria carótida interna intracraneal. A. porción cisternal C1-C2, B. TICA, C. Cavernosa, D. C5 ascendente.

En particular, la arteria oftálmica tiene una especial importancia al desempeñarse como una importante vía de suplencia colateral a través de la arteria facial y la angular en caso de oclusión o estenosis crítica de la ACI, para así intentar suplir la caída de flujo en la ACM y la ACA ipsilateral.

La ACoP desde el inicio toma un curso posterior y medial hasta unirse con la arteria cerebral posterior (ACP) del mismo lado. En el 15-22 % de los casos el segmento proximal de la ACP (P1) es hipoplásico o no existe (variante fetal); en esta condición el recorrido de la ACoP es más largo y la porción distal de la ACP (P2) es suministrada por la ACI (Fig. 4). Esta variante se reconoce en los estudios de neuroimagen con administración de contraste o con el dúplex transcraneal codificado en color (DTCC) por la uniformidad en el calibre entre la ACoP y el segmento distal de la ACP.

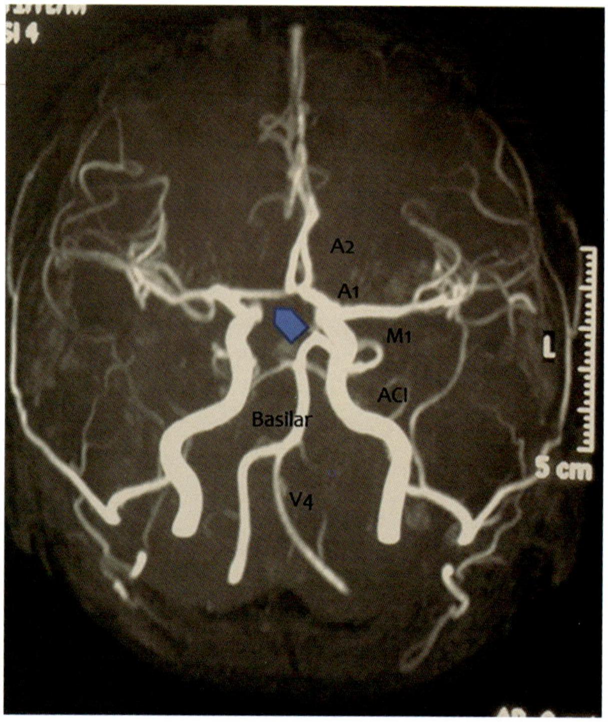

Fig. 4. Angiorresonancia magnética. Ausencia de segmento P1 derecho, señalada con flecha azul (variante fetal). Hipoplasia del segmento A1 derecho.

En condiciones normales, la ACoP generalmente no funciona como una colateral activa, a menos que exista una estenosis importante u oclusión de una carótida extracraneal o intracraneal donde su detección cobra valor diagnóstico y pronostico.

La arteria cerebral media (ACM) es la mayor de las dos ramas terminales de la ACI; se divide anatómicamente en cuatro segmentos: el horizontal o presilviano (M1), el insular (M2), el opercular (M3) y el cortical o M4.

El segmento M1 se extiende lateral y horizontalmente hasta la fisura de Silvio dividiéndose en el 78 % de los casos en un tronco superior y uno inferior; en el 12 % se trifurca y en el 10 % restante da lugar a múltiples ramas. Cerca del ángulo del lóbulo de la ínsula se curva formando la rodilla de la ACM donde continúa como segmento M2 hasta el final del surco circular. En la convexidad del hemisferio las ramas terminales de M4 se anastomosan con las ramas terminales de la cerebral anterior y la cerebral posterior. El segmento M1 en la base del encéfalo, en un trayecto de 10 o 12 mm, da origen a las ramas perforantes o lenticuloestriadas que se dirigen hacia arriba en dirección de la sustancia perforada anterior para finalizar irrigando parte de los ganglios basales, la cápsula interna y la cápsula externa (Fig. 5).

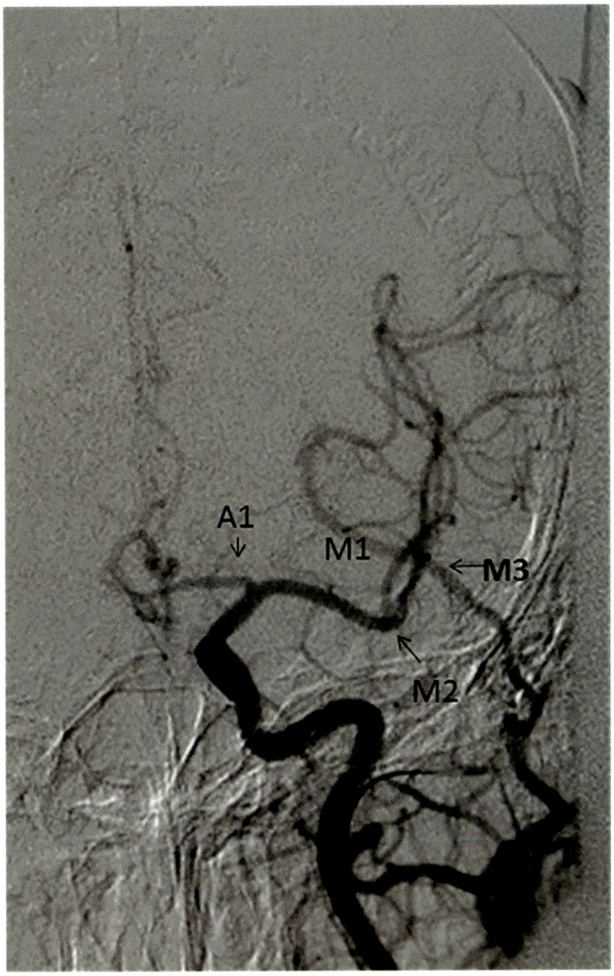

Fig. 5. Angiografía cerebral: segmentos de la arteria cerebral media y proximal de la cerebral anterior (A1).

La arteria cerebral anterior (ACA) es la menor de las dos ramas terminales de la TICA; desde su origen (segmento precomunicante, A1) se dirige anteromedial hacia la cisura interhemisférica donde conecta con el A1 contralateral a través de la arteria comunicante anterior (ACoA). En la cisterna prelaminar el segmento postcomunicante (A2) se dispone bordeando la rodilla del cuerpo calloso para distribuirse en la cara medial de los hemisferios cerebrales. La ACoA está sujeta a múltiples variaciones, puede no existir, ser hipoplásica, estar duplicada o triplicada.

1.2 Circulación posterior (vertebrobasilar)

Las arterias vertebrales nacen de las arterias subclavias, en la mayoría de los casos la izquierda es la dominante. Se dividen en cuatro segmentos: el extraóseo o pretransverso (V1), el transverso o foraminal (V2), el horizontal o atlantoaxial (V3) y el intradural o intracranial (V4) (Fig. 6). De este último emergen las arterias espinales, las pequeñas perforantes y la arteria cerebelosa posteroinferior (PICA, siglas en inglés de *posterior inferior cerebelar artery*) que nace en la cara lateral.

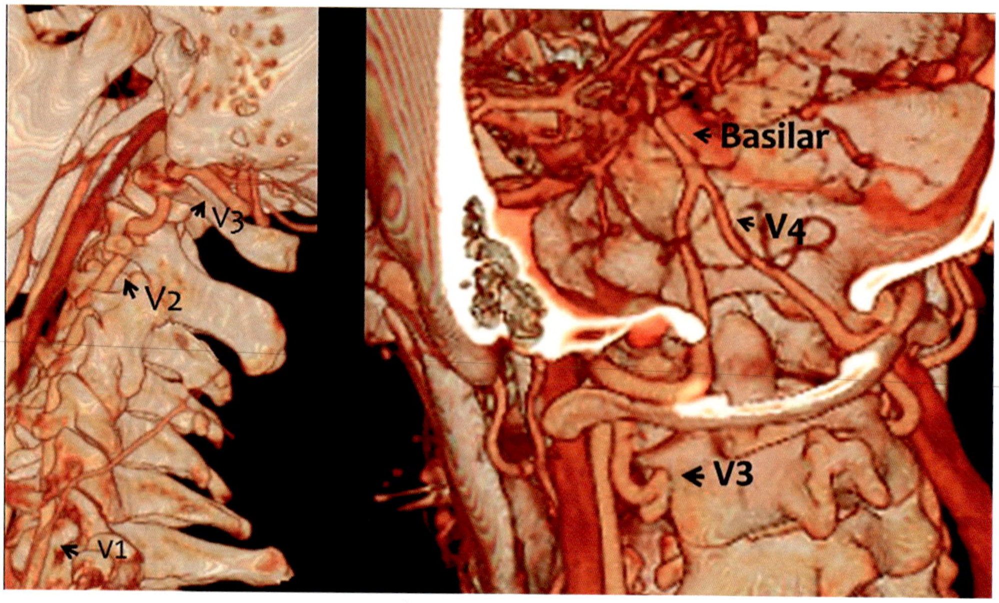

Fig. 6. Segmentos de las arterias vertebrales.

La arteria espinal posterior tiene su origen distal en la vertebral o proximal en la PICA y desciende a lo largo de la cara dorsal del bulbo y la médula espinal por fuera de la línea media. En la mitad de los casos las espinales anteriores nacen en la cara interna de las vertebrales y descienden en dirección mediocaudal para unirse y continuar por el surco anteromedial de la médula espinal.

La arteria basilar se forma de la unión de los dos segmentos V4; su longitud y grosor es variable y es frecuente que tenga un trayecto ondulado. En su recorrido emite varias ramas: la cerebelosa anteroinferior (AICA), la arteria auditiva interna, ramas para la protuberancia y las arterias cerebelosas superiores (SCA) que emergen muy próximas a los segmentos proximales de las arterias cerebrales posteriores (ACP).

Las ACP se originan en la porción terminal de la basilar (tope), siguen un curso anteromedial rodeando los pedúnculos cerebrales; el segmento inicial que se extiende desde la basilar hasta la unión con la ACoP se denomina P1 (proximal o precomunicante) y continúa lateralmente como segmento distal (P2).

1.3 Circulación colateral

La circulación colateral del encéfalo está formada por una red vascular que cumple la función de estabilizar el flujo sanguíneo cerebral cuando falla el aporte de alguno de los contribuyentes extracraneales: las carótidas o el sistema vertebrobasilar. El efecto hemodinámico de la circulación colateral tiene como objetivo garantizar, tanto en condiciones fisiológicas como patológicas, el aporte de sangre a áreas del encéfalo que lo requieran.

La anatomía arterial de la circulación colateral está conformada por un sistema extracraneal y un sistema intracraneal que puede ser dividido en colaterales primarias y secundarias.

Sistema de colaterales primarias

Polígono de Willis

Ubicado en la superficie ventral del diencéfalo, adyacente a los nervios ópticos y el quiasma, es un anillo vascular con forma de polígono que está formado por los dos segmentos A1 de las ACA, la ACoA, las dos ACoP, los dos segmentos C1 de las ACI y los segmentos P1 de las ACP. A través de las anastomosis entre las comunicantes se establece un importante mecanismo de circulación colateral que permite el desvió de sangre de un hemisferio al otro a través de la ACoA y entre la circulación anterior y posterior por las ACoP (Fig. 7).

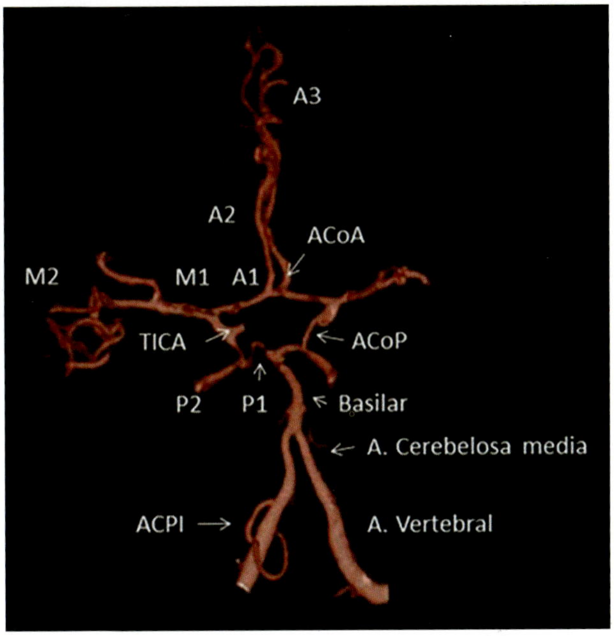

Fig. 7. Anatomía del polígono de Willis. Estudio de angio-TAC. Clasificación de los segmentos arteriales.

Lamentablemente, la estructura clásica y balanceada del polígono descrita por sir Tomás Willis en el año 1664 solo se encuentra en el 20 % de los casos (4). En el resto suele mostrar frecuentes variantes anatómicas como expresión del asimétrico desarrollo de sus componentes. En el año 1963, Riggs, a partir del estudio anatomopatológico de cadáveres, describió ocho variantes del círculo de Willis que reflejan las combinaciones que podemos encontrar (5,6).

Variantes del círculo arterial de la base craneal

Tipo 1. Forma asimétrica del polígono de Willis, en la que los vasos de un lado son de menor calibre.

Tipo 2. Polígono de Willis simétrico, pero todos sus componentes muestran un calibre reducido.

Tipo 3. Hipoplasia unilateral del segmento A1 de la ACA (Fig. 8A).

Tipo 4. Hipoplasia/aplasia unilateral del segmento P1 de la ACP (Fig. 4, 8B).

Tipo 5. Hipoplasia bilateral del segmento P1 de la ACP (variante fetal bilateral).

Tipo 6. Hipoplasia unilateral del segmento P1 de la ACP con hipoplasia unilateral del segmento A1 de la ACA en el mismo lado (Fig. 4).

Tipo 7. Hipoplasia unilateral del segmento P1 de la ACP con hipoplasia contralateral del segmento A1 de la ACA.

Tipo 8. Hipoplasia bilateral del segmento P1 de la ACP con hipoplasia de alguno de los segmentos A1 de la ACA.

Estudios anatómicos demuestran que la aplasia de la ACoA es infrecuente (1 %), que en el 15 % de los enfermos ésta es hipoplásica y que en menos del 10 % de los casos el segmento A1 es hipoplásico o no existe. Por otro lado, la hipoplasia de la ACoP es mucho más frecuente, describiéndose hasta en el 40 % de los estudios.

Es de señalar que en condiciones hemodinámicas que requieren de una suplencia circulatoria colateral una arteria hipoplásica puede ser capaz de sostener la comunicación entre los segmentos arteriales que conectan.

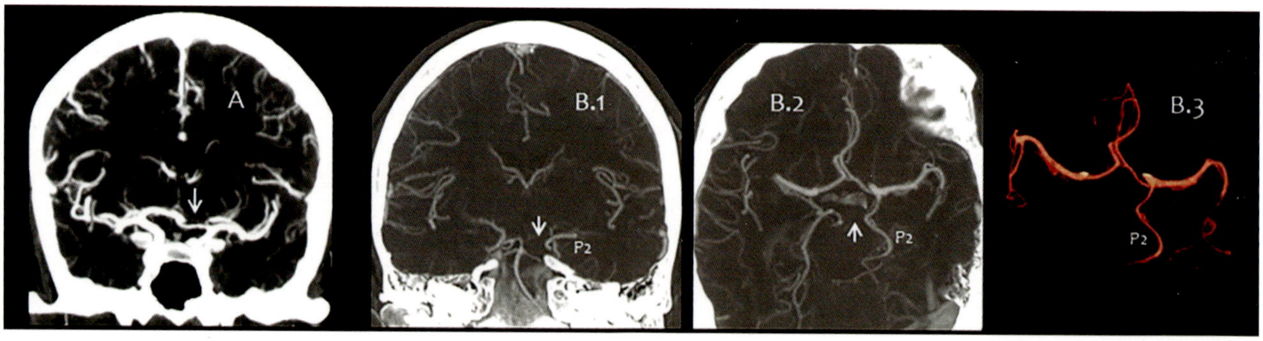

Fig. 8. Angio-TC. A: Corte coronal a nivel de la bifurcación carotídea. Hipoplasia del segmento A1 izquierdo señalado con una flecha. B. Variante de polígono fetal. B1. Ausencia del segmento P1 izquierdo; B2. Plano axial, señalado con la flecha la ausencia P1 izquierdo. B3. Reconstrucción, nótese la similitud de calibre entre la ACoP y el segmento P2.

Sistema de colaterales secundarias

Formado por la anastomosis que se establece, si existe oclusión o estenosis crítica de la ACI ipsilateral, entre las arterias oftálmicas y los sifones carotídeos a través de las arterias angulares ramas de las ACE, y entre las arterias leptomeníngeas y las porciones distales de los principales vasos intracraneales (ACA, ACM, ACP). Estas últimas contribuyen a mantener la perfusión sanguínea en las zonas terminales de dos territorios arteriales. El número y tamaño de estas anastomosis es mayor entre las ACA y las ACM, en la convexidad de los lóbulos frontales, y son menos prominentes entre las ACM y la ACP y entre la ACA-ACP en la cara medial de los hemisferios cerebrales. Entre el territorio profundo y superficial de la ACM no existen colaterales, lo que trae como consecuencia que sea más vulnerable a la isquemia.

Otras comunicaciones entre el sistema carotídeo y vertebrobasilar, en su mayoría de origen fetal, son infrecuentes y no es posible evaluar directamente su efecto hemodinámico con el DTC o el DTCC, aunque en algunos casos se puede tener la sospecha de su existencia.

Irrigación del globo ocular

La irrigación arterial del ojo se establece a través de la arteria oftálmica (AO) que después de atravesar el canal óptico cruza el nervio y se sitúa en su cara inferior para emitir ramas musculares, la lacrimal, las arterias ciliares posteriores (cortas y largas) y la arteria central de la retina (ACR) que nace aproximadamente 1 cm detrás del globo (Fig. 9). Casi inmediatamente después de su origen, la ACR junto a la vena del mismo nombre penetra la vaina dural que rodea al nervio óptico, disponiéndose en su interior hasta llegar a la retina (Fig. 10). Las arterias ciliares, por su parte, irrigan las coroides y el área retrolaminar del nervio óptico a partir de la formación del círculo anastomótico de Zinn-Haller.

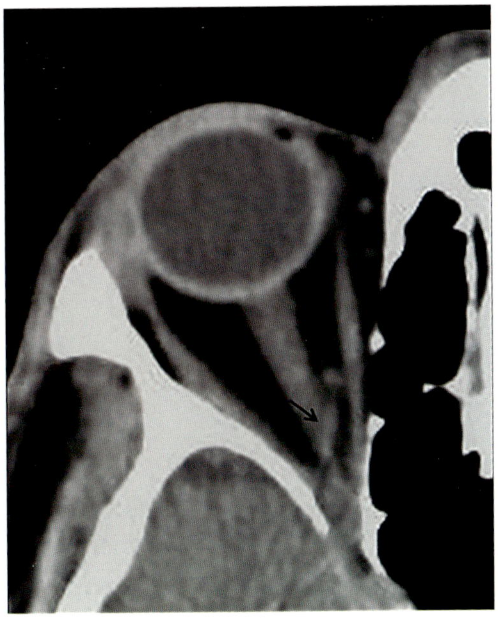

Fig. 9. Arteria oftálmica cruzando sobre el nervio óptico.

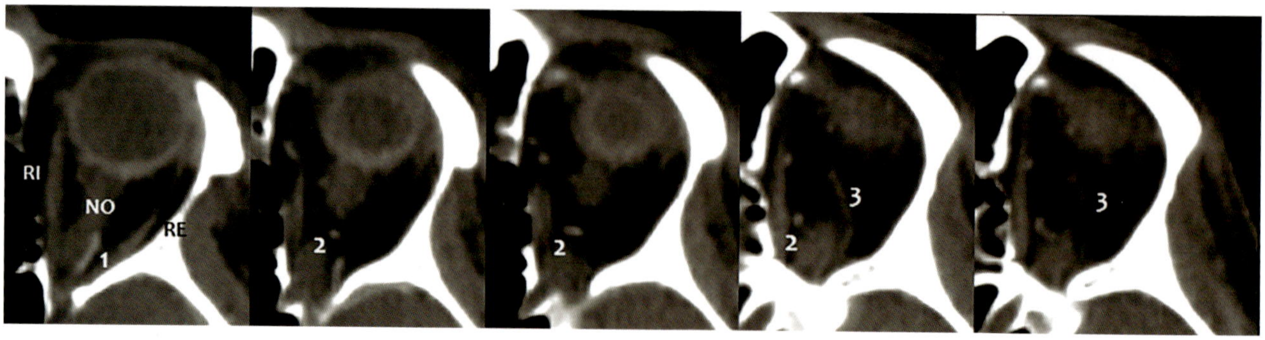

Fig. 10. Irrigación arterial del globo ocular (cortes sucesivos de angio-TC). 1. Arteria oftálmica, 2-3. Arterias ciliares posteriores. RI, músculo recto interno. RE, recto externo. NO, nervio óptico.

Referencias

1. Rhoton AL Jr: The supratentorial arteries. Neurosurgery 2002; 51(4Suppl):S53-S120.
2. Boleaga Duran B, Ameller Terrazas S, Criales Cortes JL. Variantes anatómicas del círculo arterial de la base craneal. Anales de Radiología México 2004;4:239-244.
3. Gunna SA, Farooqui MS, Wabale RN. Anatomical Variations of the Circulus Arteriosus in Cadaveric Human Brains. Neurology Research International 2014; 687281:1-16.
4. Tessman PA, Suarez JI. Influence of early printmaking on the development of neuroanatomy and neurology. Arch Neurol 2002;59:1964-1969
5. H. E. Riggs and C. Rupp, "Variation in form of circle of Willis. The relation of the variations to collateral circulation: anatomic analysis," Archives of Neurology, 1963,3: 8-14.
6. Gunnal SA, Farooqui MS, Wabale RN. Anatomical variations of the circulus arteriosus in cadaveric human brains. Neurol Res Int. 2014; 2014: 687281. doi: 10.1155/2014/687281.

Capítulo 2
Conceptos generales del Doppler transcraneal

Claudio Enrique Scherle Matamoros

2.1 Invención y desarrollo de la técnica de Doppler transcraneal

En 1842, el físico austríaco Johann Christian Doppler (Fig. 1) postuló la correlación entre las modificaciones de la frecuencia y la velocidad, basado en el cambio de color de las estrellas según si estuviesen aproximándose o alejándose de la Tierra. En 1845, el neerlandés Buys Ballot comprobó experimentalmente ese fenómeno, hoy conocido como efecto Doppler. Sin embargo, no es hasta mediados del siglo XX que un método diagnóstico basado en este principio se introduce en el campo de la medicina (1).

La idea de estudiar la circulación intracraneal con ultrasonido fue propuesta en 1960 por Kaneko en Osaka (2). En ese momento el cráneo se consideraba una barrera infranqueable para el ultrasonido y los investigadores se concentraron en la circulación extracraneal. En 1965, Miyazaki y Kato utilizaron por primera vez caudalímetros direccionales ultrasónicos basados en el empleo del efecto Doppler, para evaluar el flujo sanguíneo de las arterias carótidas en pacientes con hemiplejía (3), y desde ese

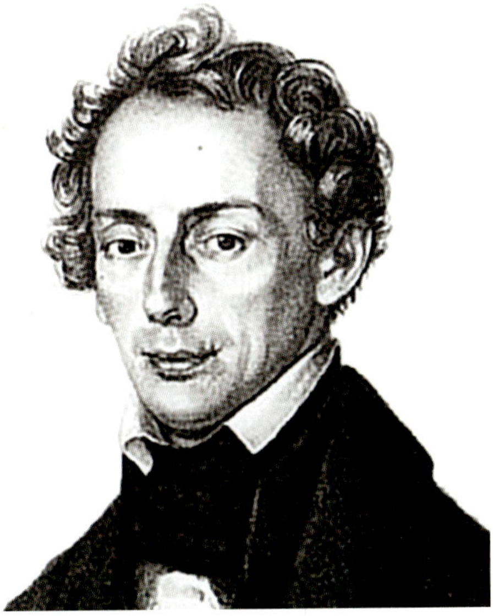

Fig. 1. Christian Johan Doppler.

momento comienza a utilizarse el ultrasonido de forma rutinaria en la circulación extracraneal, mientras los vasos intracraneales solo habían sido abordados en el curso de intervenciones quirúrgicas o en niños con fontanelas abiertas, ya que el hueso de los adultos atenuaba excesivamente las ondas de los aparatos diagnósticos, que operaban a frecuencias entre 5 y 10 MHz.

A principios de la década de 1980, Rune Aaslid (Fig. 2), un eminente científico nacido en 1943 en Volda, Noruega, se percató de que el problema de penetrar el ultrasonido dentro del cráneo podía resolverse utilizando una menor frecuencia de ultrasonido y aprovechando áreas del cráneo donde el hueso fuera más fino. De esta forma, inventó e introdujo en la práctica clínica el Doppler transcraneal (DTC), realizando los primeros registros en el Departamento de Neurocirugía de Berna, durante el verano de 1981, para lo cual empleó una probeta de 2 MHz y un equipo designado originalmente para uso cardíaco (Fig. 3), la descripción original de esta técnica fue publicada al año siguiente en *Journal of Neurosurgery* (4).

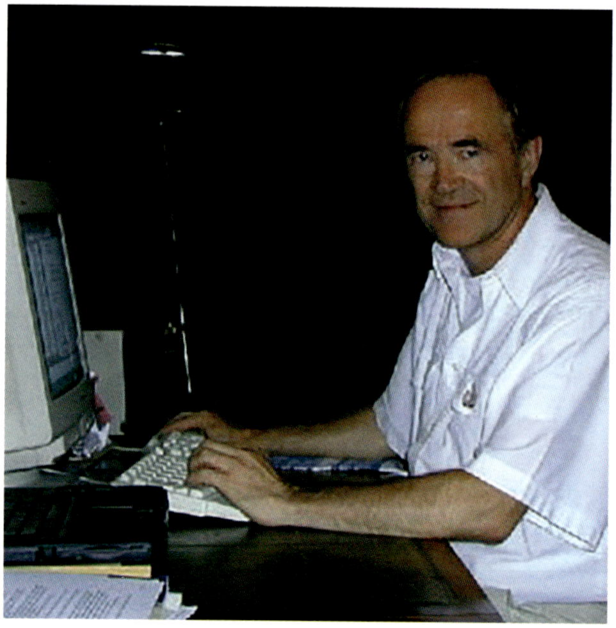

Fig. 2. Profesor Rune Aaslid. PhD. (http://neurosonology-bg.com/images/cv/R-Aaslid.pdf).

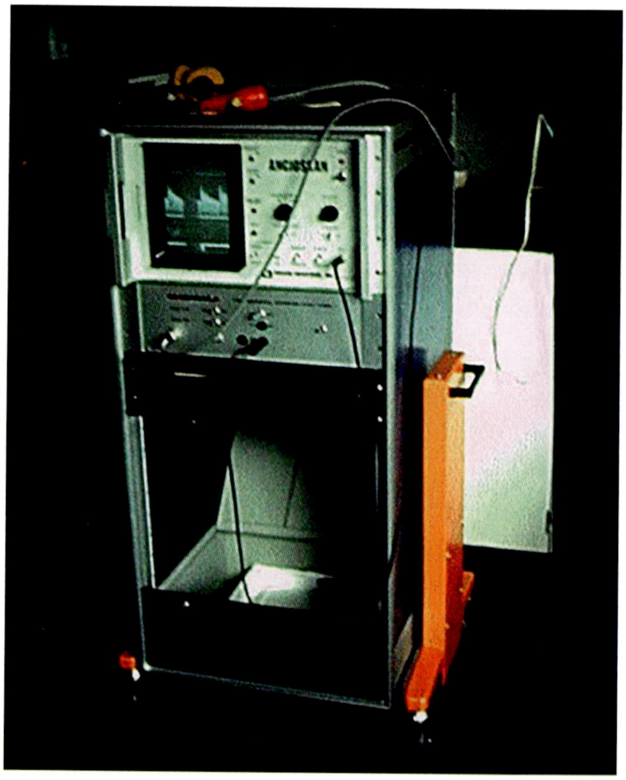

Fig. 3. Equipo de Doppler transcraneal utilizado por Aaslid. (http://neurosonologia.blogspot.com/2006_12_01_archive.html).

Actualmente Aaslid es director de investigaciones de Hemodynamics AG en Berna y ha contribuido a la difusión de esta técnica con el desarrollo de un programa de computación que simula su aplicación en condiciones normales y patológicas, el cual se encuentra disponible en Internet (http://www.transcranial.com/).

Con posterioridad, la técnica de DTC ha tenido un desarrollo progresivo y personalidades como Karl-Fredik Lindegaard, Merrill P. Spencer, Viken L. Babikian y Andrei V. Alexandrov, entre otros, han contribuido de manera notable a expandir sus aplicaciones dentro del campo de la neurología.

En la década de 1990 se introduce la sonografía Dúplex transcraneal y también el empleo de ecocontrastes en la Neurosonología. Un importante paso de avance ocurrió cuando Moehring y Spencer inventan el Modo M, una técnica que hace más sencilla la exploración y facilita su aplicación por profesionales con menos experiencia (5,6,7).

2.2 Fundamentos técnicos

El principio del ultrasonido Doppler en Medicina es el análisis del cambio en las ondas sonoras reflejadas (ecos) por estructuras en movimiento, que son en general células sanguíneas.

Cuando un objeto en movimiento emite un sonido, la frecuencia del mismo aumenta en la medida que éste se acerca al observador, mientras que si se aleja la frecuencia de las ondas sonoras disminuye. Un ejemplo común de la vida cotidiana ocurre cuando escuchamos la sirena de una ambulancia en movimiento, aunque no observemos el vehículo, la variación en la frecuencia e intensidad del sonido nos dice si se acerca o se aleja del lugar donde estamos.

El ultrasonido Doppler se basa en la detección de cambios de frecuencia entre el eco emitido y recibido por una fuente de sonido fija aplicada al cráneo del paciente, con respecto a los elementos formes de la sangre en el vaso sanguíneo. La diferencia entre la señal emitida y la señal recibida determina la amplitud de la señal registrada en un gráfico espectral expresado en términos de frecuencia (KHz) o de velocidad (cm/s) y ello hace posible determinar la velocidad y la dirección del flujo sanguíneo en el vaso que se está estudiando.

El ultrasonido Doppler puede ser transmitido en dos formas:

Continua: el rayo ultrasónico se emite a partir de un cristal semiesférico que está siendo estimulado continuamente por un generador eléctrico. Simultáneamente, los ecos dispersados por las estructuras en estudio producirán, por efecto piezoeléctrico, sobre el cristal receptor una corriente que será analizada por el equipo de ultrasonido para ser representada en un sonograma (Doppler de onda continua). Esta modalidad ofrece una serie de ventajas para el estudio de los troncos supraaórticos en determinadas situaciones como: estenosis graves (al no estar sometido al fenómeno de *aliasing*), vasos profundos, cuellos cortos y gruesos, en lesiones ateromatosas muy calcificadas, en estudios dinámicos (robo de subclavia, estudio periorbitario); es muy útil en el estudio proximal de las arterias vertebral y subclavia. Por otro lado, su aprendizaje sencillo y el bajo coste de los aparatos (aunque viene incorporado en el equipo convencional de DTC y si se dispone de la sonda de 4 MHz) hacen que pueda ser un instrumento diagnóstico disponible en los Servicios de Neurología para complementar la evaluación clínica inicial de un enfermo con un ictus agudo.

Intermitente: la onda de ultrasonido es enviada con intervalos de milisegundos de duración, siendo la modificación del tiempo entre la emisión y la recepción, lo que permite modificar el volumen y la profundidad de la muestra a explorar (Doppler de onda pulsada). En estos dispositivos se utiliza solo un cristal que actúa alternativamente como transmisor y receptor del ultrasonido.

El Doppler pulsado constituye la base de los estudios de DTC, ya que con esta modalidad podemos estudiar diferentes profundidades o distancias con respecto al sitio de transmisión del ultrasonido. La dirección del flujo (acercándose o alejándose) y la profundidad en que nos encontramos nos permite identificar el vaso que se está insonando de acuerdo con el sitio donde se coloca la sonda de transmisión de ultrasonido. Así, por ejemplo, un vaso con un flujo que se acerca a la sonda colocada en la región temporal insonado a 50 mm de profundidad debe ser la arteria cerebral media (8).

Los equipos de Dúplex asocian la imagen en modo B con el Doppler pulsado; los transductores electrónicos multicristal permiten la obtención simultánea de información anatómica (imagen bidimensional) y funcional hemodinámica (registro audioespectral) en tiempo real. Estos sistemas tienen la ventaja de permitir la identificación de la estructura anatómica en la que se origina la señal Doppler, guiando el emplazamiento del haz ultrasónico. En el Dúplex a color se procesa la información de un gran número de volúmenes ubicados a lo largo de la línea de exploración y para varias líneas de exploración. Combina la imagen bidimensional con Doppler pulsado, pero codifica los datos que retornan al transductor como señal color y no como registro gráfico espectral. El color utiliza el efecto Doppler que producen los glóbulos rojos en movimiento para diferenciar los blancos móviles (vasos permeables) de los estáticos (tejidos). La información, codificada en colores, es superpuesta a la imagen bidimensional. Por convención, el flujo que se acerca al transductor se visualiza en rojo y el que se aleja en azul.

La penetración del ultrasonido dentro del cráneo depende de la posibilidad de atravesar estructuras óseas delgadas como la escama del hueso temporal o agujeros naturales como la órbita, estas son las llamadas ventanas, como concepto una porción de la bóveda ósea craneal que ofrece poca resistencia al acceso de la señal emitida por el transductor de ultrasonido.

Existen cuatro ventanas acústicas clásicas: temporal, orbitaria, transforaminal y submandibular (Fig. 4). Cada una permite abordar un grupo vascular específico, lo cual depende del ángulo con que incida el haz de ultrasonido sobre la anatomía del vaso.

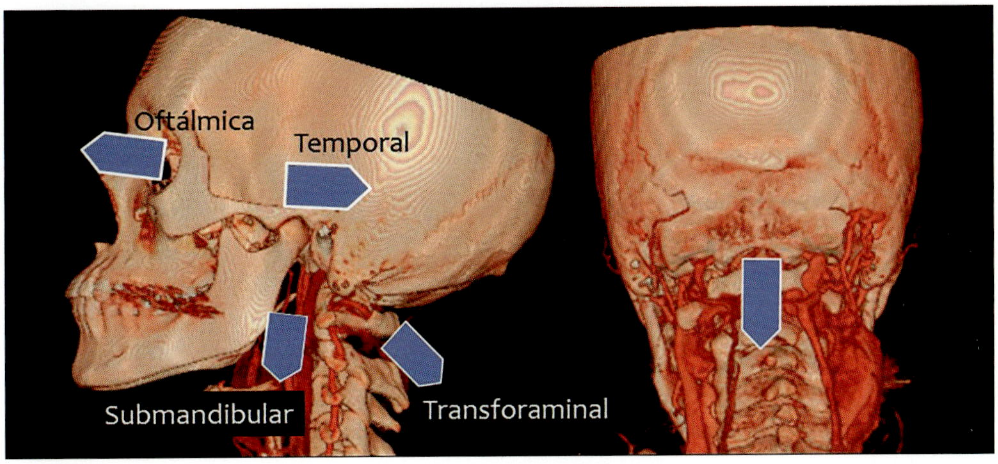

Fig. 4. Ventanas craneales para el Doppler transcraneal.

La velocidad de flujo depende del ángulo que se forma entre el haz de ultrasonido y el vaso explorado. Al tratarse de una técnica ciega, en el caso del Doppler transcraneal, es fundamental que imaginemos el sistema vascular intracraneal. Mientras menor sea el ángulo, más fidedigno es el resultado del estudio, de manera que ángulos de insonación mayores de 30 grados no ofrecen confiabilidad para el diagnóstico clínico (4). Las habilidades individuales para lograr un ángulo de insonación adecuado definen en gran medida a este estudio como una prueba «operador dependiente».

2.3 Aplicaciones del Doppler transcraneal (DTC)

El DTC es un estudio no invasivo, con un costo relativamente bajo, que permite estudiar la circulación cerebral a la cabecera de la cama del enfermo y en tiempo real. Estas ventajas han permitido que ocupe un espacio en el arsenal diagnóstico del neurólogo vascular, convirtiéndose en un auténtico «fonendoscopio del cerebro» al añadir información fisiológica a la imagen estructural. Por otro lado, su efecto terapéutico, potenciando la recanalización en el ictus isquémico, ha estimulado aun más el interés por esta técnica (Tabla 1).

Tabla 1. Principales ventajas y limitaciones del Doppler transcraneal.

Ventajas	Limitaciones
Rápido, reproducible, no invasivo.	Ventana ósea deficiente.
Accesible en la cama del paciente.	No permite visualizar el vaso.
Evaluación en tiempo real.	Explorador dependiente.
Bajo costo.	Variaciones anatómicas.
Generalmente no necesita contraste.	No evalúa vasos distales.

Lamentablemente existen algunas limitaciones para el estudio. La ventana temporal, a través de la cual se accede a las principales arterias cerebrales, puede ser deficiente entre 10 y 15 % de las personas (4,9), el estudio es «a ciegas» y no es posible visualizar la anatomía del vaso estudiado, lo cual se hace más complejo cuando el paciente presenta variantes anatómicas poco comunes que requieren de una angulación específica del transductor para evaluar correctamente la velocidad de flujo. Estos elementos hacen del DTC una investigación cuyo resultado depende mucho de las habilidades del explorador.

Las principales aplicaciones del DTC se encuentran en el ámbito de la Neurología, especialmente en las enfermedades cerebrovasculares, donde se utiliza para el diagnóstico de estenosis y oclusiones extra- e intracraneales, el monitoreo de émbolos, la sonotrombólisis, el monitoreo del vasoespasmo en la hemorragia subaracnoidea, en la determinación de cortocircuitos arteriales derecha/izquierda, para la evaluación de los patrones de flujo en malformaciones vasculares y el estudio de la circulación intracraneal en los casos con enfermedad arterial carotídea (10).

Otras aplicaciones importantes conciernen a su utilización en cuidados intensivos para confirmar el diagnóstico de muerte encefálica, en la insuficiencia hepática y para estimar la perfusión cerebral en general (10,11). De igual forma, una de las aplicaciones mejor documentadas se relaciona con el estudio y seguimiento de pacientes con anemia drepanocítica (12) (Fig. 5).

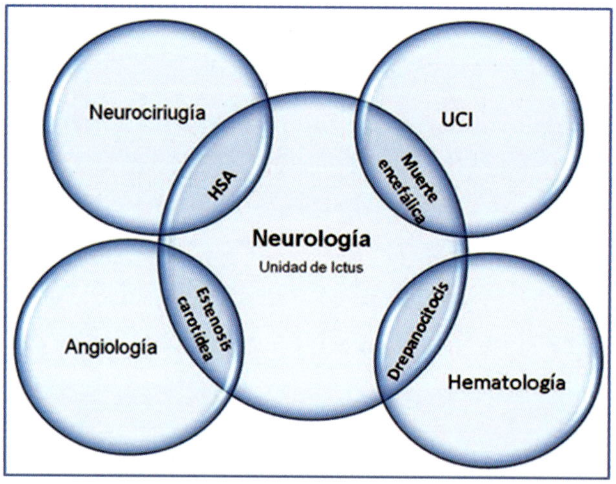

Fig. 5. Principales especialidades en que se aplica el DTC. UCI: Unidad de cuidados intensivos.

2.4 El equipo de Doppler transcraneal

El equipo de DTC consta de una pantalla y el chasis, que contiene los elementos electrónicos del equipo y al que van conectados la caja de control y los transductores, que junto al casco para monitoreo constituyen los principales accesorios utilizados. Los equipos actuales son digitales y funcionan como una computadora (Fig. 6). También existen sistemas portátiles que se ajustan a una computadora personal.

Parámetros del equipo

Antes de comenzar un estudio de DTC deben conocerse bien los parámetros del equipo de manera que puedan ajustarse para obtener un registro de calidad.

Profundidad del vaso analizado: representa la distancia entre la superficie del transductor aplicada al cráneo y el vaso insonado. Se mide en milímetros.

Ganancia: se fundamenta en la amplificación o atenuación de los ecos recibidos, lo que permite manipular el ruido de fondo, con el objetivo de lograr la mejor relación señal-ruido. Cuando se aumenta la ganancia, todos los ecos aumentan, incluso el ruido sónico. Si la ganancia es demasiado baja, algunos elementos del flujo no se incorporarán a la onda y quedarán excluidos del análisis. Por lo tanto, es necesario ajustar manualmente la ganancia hasta observar una buena definición de los bordes del espectro Doppler.

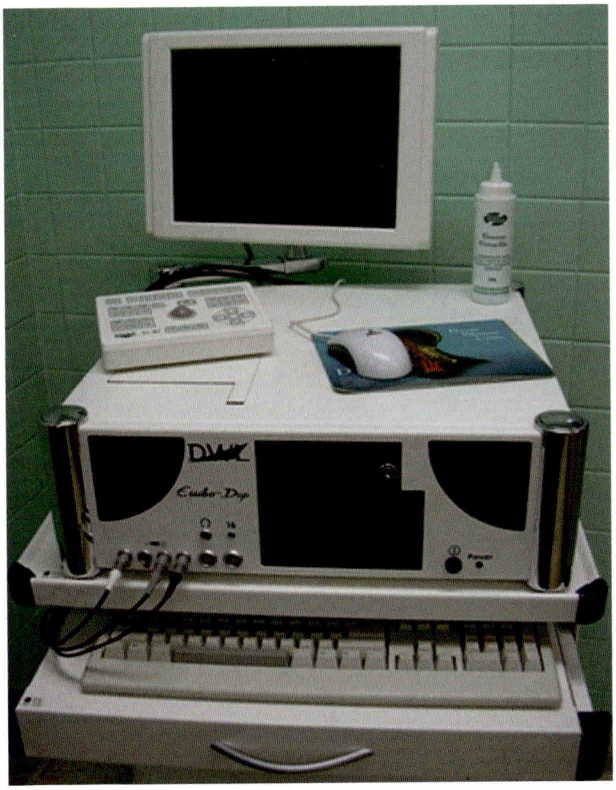

Fig. 6. Equipo de DTC (Embo-Dop DWL)

Volumen muestra: es el volumen del flujo sanguíneo explorado, es decir, este parámetro delimita la región específica de interés. Mientras mayor volumen, es más fácil de insonar el vaso, sin embargo, es preferible utilizar volúmenes pequeños, para estudiar segmentos menores y obtener un espectro más útil. (Rango recomendado 5-15 mm, generalmente entre 10 y 12).

Poder o potencia: existe una convención o acuerdo internacional conocida como ALARA (*As Low As Reasonably Achievable*, es decir «tan bajo como sea razonablemente alcanzable») que postula que debe emplearse el menor poder de ultrasonido necesario para el estudio. No obstante, si se emplea el máximo poder permitido por la máquina (no pasar de 720 MW en el caso del Doppler transcraneal, para el dúplex se define como el índice mecánico), puede lograrse una fácil y rápida insonación, con lo que se reduce el tiempo total de exposición a la energía del ultrasonido. Cuando se utiliza la ventana orbitaria, es necesario reducir la potencia hasta el 5-10 % del total (<17 MW).

Escala: debe modificarse para lograr la mejor visualización del espectro, se recomienda que éste ocupe aproximadamente 2/3 de la pantalla, cuando no puede lograrse porque las velocidades son muy altas, la línea cero puede moverse en dependencia de la dirección del flujo que se está estudiando.

Velocidad de barrido (Sweep): indica la velocidad de corrida de los espectros de flujo en la pantalla del equipo. Para obtener entre cinco-siete ciclos es recomendable utilizar velocidades entre 3-5 segundos. Si la velocidad de barrido es muy alta, obtendremos pocos ciclos, los cuales no serán representativos de las variaciones hemodinámicas habituales. Si la velocidad de barrido es demasiado baja, los ciclos se comprimirán y no podremos observar bien los componentes de cada ciclo.

Sonido: reconocer el sonido característico de las ondas de velocidad de flujo sanguíneo contribuye a la localización y a la certeza de que se está investigando la estructura vascular desde un ángulo idóneo, lo que disminuye la probabilidad de mensuraciones erróneas.

Sondas o transductores

La sonda de 2 MHz constituye el transductor clave para la mayoría de los estudios. Los equipos tienen además de la sonda utilizada en los registros rutinarios otras dos de ese rango de frecuencias (2-2,5 MHz) para ajustar al casco con el objetivo de emplearlas en el monitoreo de émbolos o en los estudios de vasorreactividad y reserva hemodinámica. Las sondas de 4 y 8 MHz se emplean para el estudio de los vasos extracraneales y la de 16 MHz que por su escaso poder de penetración puede ser utilizada para colocar sobre el parénquima cerebral en estudios transoperatorios.

2.5 Examen de la circulación cerebral con DTC

Antes de iniciar el examen del paciente debemos encender, calibrar y ajustar el equipo de DTC y tener a mano los aditamentos necesarios para el estudio (gel de ultrasonido, apósitos para limpiar al paciente, casco). El estudio se realiza con el enfermo acostado, ubicándose el médico por detrás en una posición confortable para colocar la sonda Doppler en el cráneo sobre las denominadas ventanas acústicas y a la vez poder manipular los mandos de control del equipo, cuya pantalla debe orientarse de manera que pueda ser visualizada por el operador (Fig. 7).

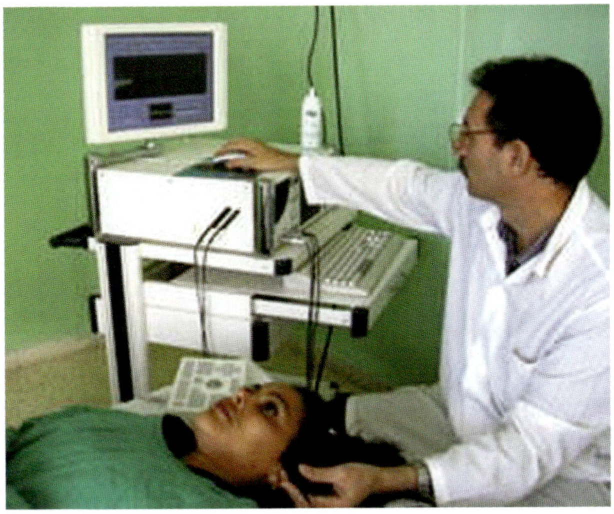

Fig. 7. Posición para realizar un estudio de DTC.

El primer paso en el examen consiste en localizar la ventana craneal donde pueda penetrar el haz de ultrasonido, entonces deben identificarse las señales recibidas y relacionarlas con un vaso específico, para finalmente interpretar el resultado obtenido en el contexto clínico. A continuación, se expone la técnica de examen para cada una de las cuatro ventanas clásicas.

Ventana temporal

Se ubica en el borde temporal sobre la base superior del arco zigomático por delante y algo por encima de trago. Se han definido tres zonas: anterior, media y posterior (Fig. 8) y además se ha descrito una cuarta llamada ventana frontal, ubicada por delante de la ventana temporal anterior.

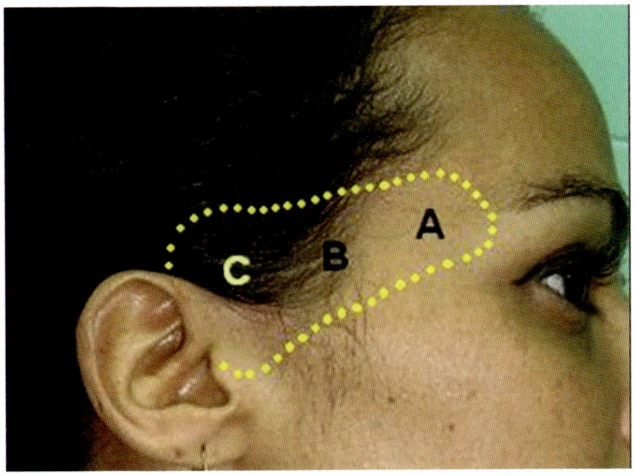

Fig. 8. Ventana temporal anterior (A), media (B) y posterior (C).

Esta ventana es clave en el examen de DTC, ya que a través de ella se accede a las arterias cerebrales anteriores (ACA), media (ACM) y posterior (ACP), así como al segmento terminal de la arteria carótida interna (TICA). Lamentablemente, en alrededor del 15 % de los pacientes el ultrasonido no puede penetrar suficientemente el hueso temporal. Esta deficiencia en la ventana es el principal obstáculo para el estudio, aunque puede eludirse con el empleo de sustancias ecopotenciadoras que por otro lado no son totalmente útiles para algunas de las aplicaciones. Los principales factores relacionados con una ventana deficiente son la edad avanzada, el género femenino, el grosor y una textura no homogénea del hueso temporal en la tomografía computarizada (9).

Una vez colocada la sonda sobre la ventana temporal, con una leve angulación anterior del transductor el primer vaso en ser identificado es la ACM que es empleada, además, como referencia para localizar el resto (Fig. 9). El estudio debe iniciarse a 55 mm de profundidad (entre 30-60 mm) hasta ubicar la señal en la que la dirección de flujo se dirige hacia la sonda. Su velocidad media es de 60 ± 12 cm/s y la respuesta a la percusión o compresión de la arteria carótida ipsilateral se traduce en fluctuación, disminución o desaparición de la señal espectral.

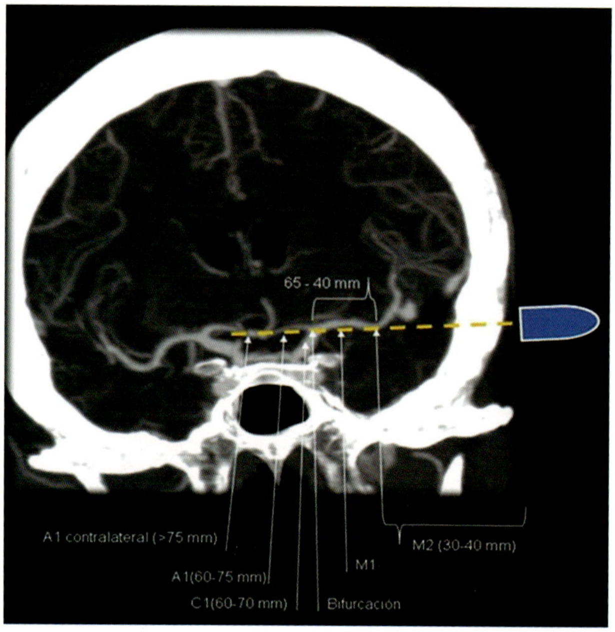

Fig. 9. Esquema sobre un estudio de angio-TAC que muestra el paso del haz de ultrasonido a través de la ventana temporal.

Siguiendo el trayecto del segmento M1 de la ACM hasta 65 mm de profundidad se obtiene un espectro de flujo en doble sentido que corresponde a la bifurcación de la arteria carótida en ACM y ACA. En ese punto dirigiendo el haz de ultrasonido levemente en sentido cefálico y hacia delante se encuentra el segmento A1 (proximal) de la ACA en el que la dirección del flujo sanguíneo se aleja de la sonda con una velocidad media de 50 ± 11 cm/s. La respuesta a la compresión de la carótida común ipsilateral depende en este caso de la permeabilidad de la arteria comunicante anterior;

si está presente el flujo sanguíneo en el A1 ipsilateral se invierte y si es hipoplásico o no existe la señal se reduce o desaparece.

Regresando de nuevo a la bifurcación de la arteria carótida intracraneal (ACI), sin modificar la profundidad, con una leve desviación en sentido caudal es posible captar la señal del sifón carotídeo dirigiéndose hacia la sonda. La velocidad media es de 41 ± 11 cm/s. Tomando como punto de referencia la bifurcación carotídea y orientando el haz del ultrasonido ligeramente hacia atrás y en dirección caudal, entre 65-70 mm de profundidad se localiza el segmento P1 de la ACP en el que la dirección de flujo se dirige hacia la sonda y la velocidad media es inferior a la de la ACA y ACM (39 ± 11 cm/s) (Fig. 10). En este punto, inclinando el transductor ligeramente hacia atrás y profundizando hasta 70 mm se consigue insonar el segmento P2 de la ACP en el que la dirección de flujo se aleja; si se libera el filtro del equipo se puede registrar la señal de la vena cerebral anterior o la vena basal de Rosenthal coincidiendo con el segmento proximal o distal de la ACP en dependencia de la inclinación del transductor (Fig. 11).

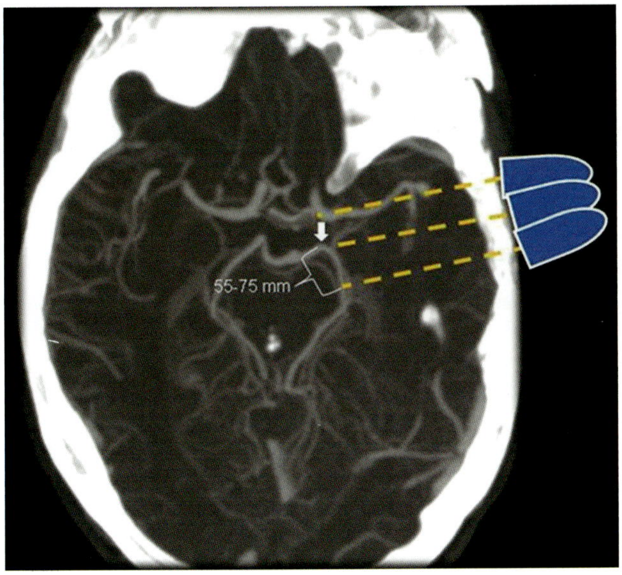

Fig. 10. Esquema sobre imagen de angio-TAC que muestra la orientación de la sonda de ultrasonido para insonar la arteria cerebral posterior.

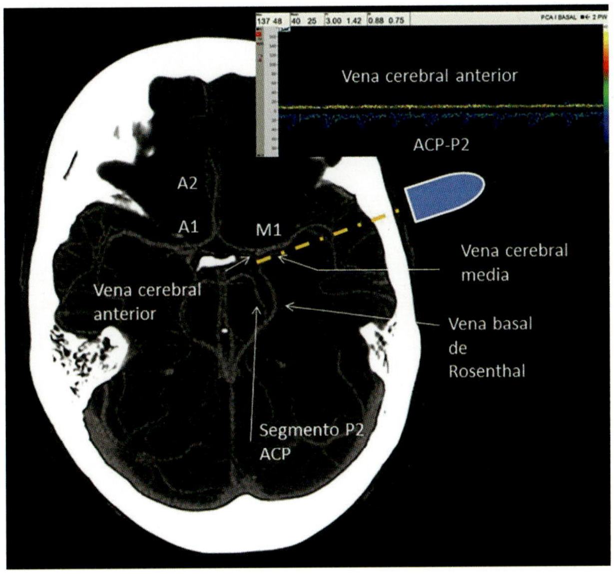

Fig. 11. Registro de la vena cerebral anterior coincidiendo con el segmento P2 de la ACP.

Ventana orbitaria

A través de esta ventana es posible explorar la arteria oftálmica y el sifón carotídeo. Para evitar dañar las estructuras oculares es necesario disminuir la potencia máxima del equipo en 10 % (Tabla 2). La exploración se realiza con el ojo cerrado, el párpado relajado y se indica al paciente que oriente la mirada hacia los pies.

Para la localización de la oftálmica es necesario colocar la sonda de 2 MHz sobre el globo ocular, en dirección occipital y posteriormente buscar en dirección medial

(Fig. 12). Detectaremos la señal de flujo entre 40-60 mm de profundidad con una velocidad media de 21 ± 5 cm/s. Habitualmente la dirección de flujo es desde la carótida interna hacia la externa. En caso de afectación hemodinámica de la carótida interna la dirección de flujo en la arteria oftálmica se invierte y la curva registrada muestra un patrón de baja resistencia. Profundizando con cuidado a través de la oftálmica, entre los 60-80 mm se distingue el sifón carotídeo con un índice de pulsatilidad menor y una velocidad media en 40 ± 15 cm/s (Fig. 13).

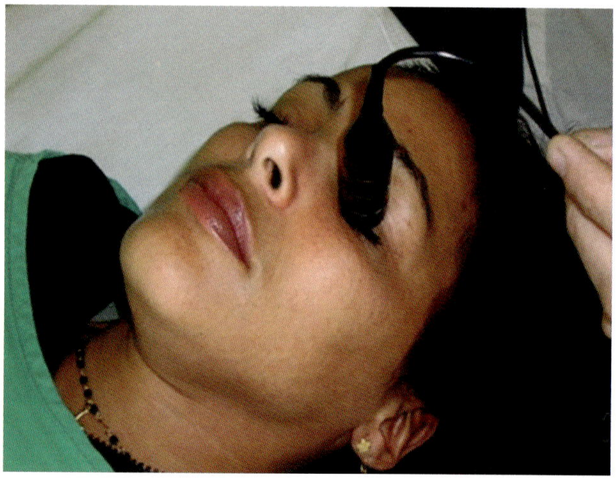

Fig. 12. Colocación de sonda en la ventana orbitaria.

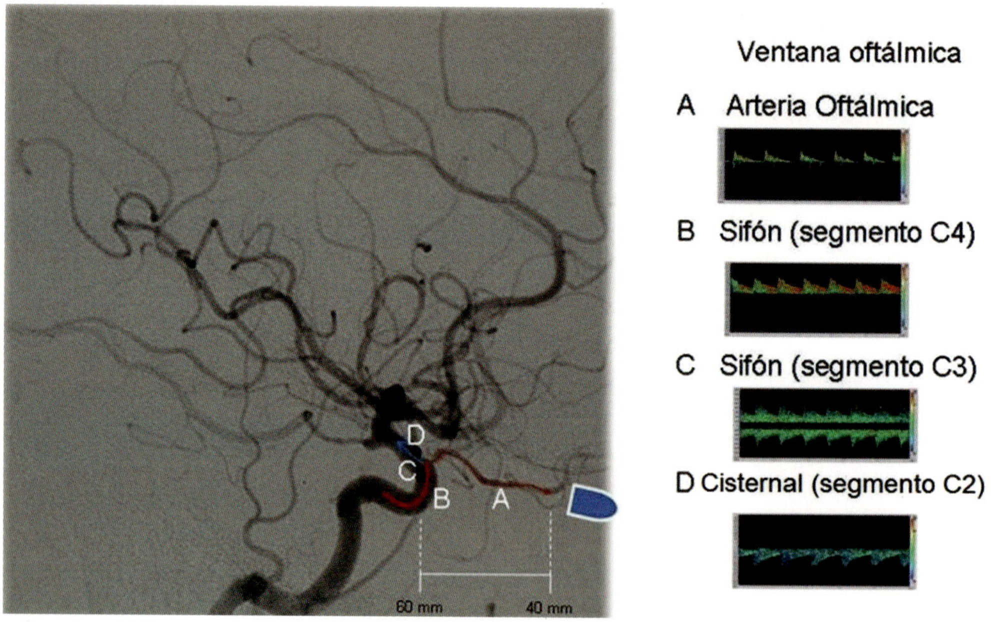

Fig. 13. Insonación a través de la ventana oftálmica. Esquema del trayecto sobre estudio angiográfico y espectros de los vasos insonados.

Tabla 2. Pautas generales para el examen a través de la ventana orbitaria.
• Disminuya la potencia del ultrasonido a 10 % (no más de 17 MW).
• Sitúe el rango de profundidad entre 30 y 80 mm.
• Aplique la sonda sobre los párpados cerrados e imprima un discreto ángulo en dirección medial.
• Determine la dirección del flujo de la arteria oftálmica (40-55 mm) y la velocidad de flujo en el sifón carotídeo (55-70 mm).

Ventana suboccipital

El transductor se ubica 2 cm por debajo del margen posterior del foramen magnum y por encima de la apófisis espinosa palpable del atlas, con el haz dirigido hacia el puente de la nariz. El paciente puede estar sentado o acostado en decúbito lateral con una ligera flexión del cuello (Fig. 14).

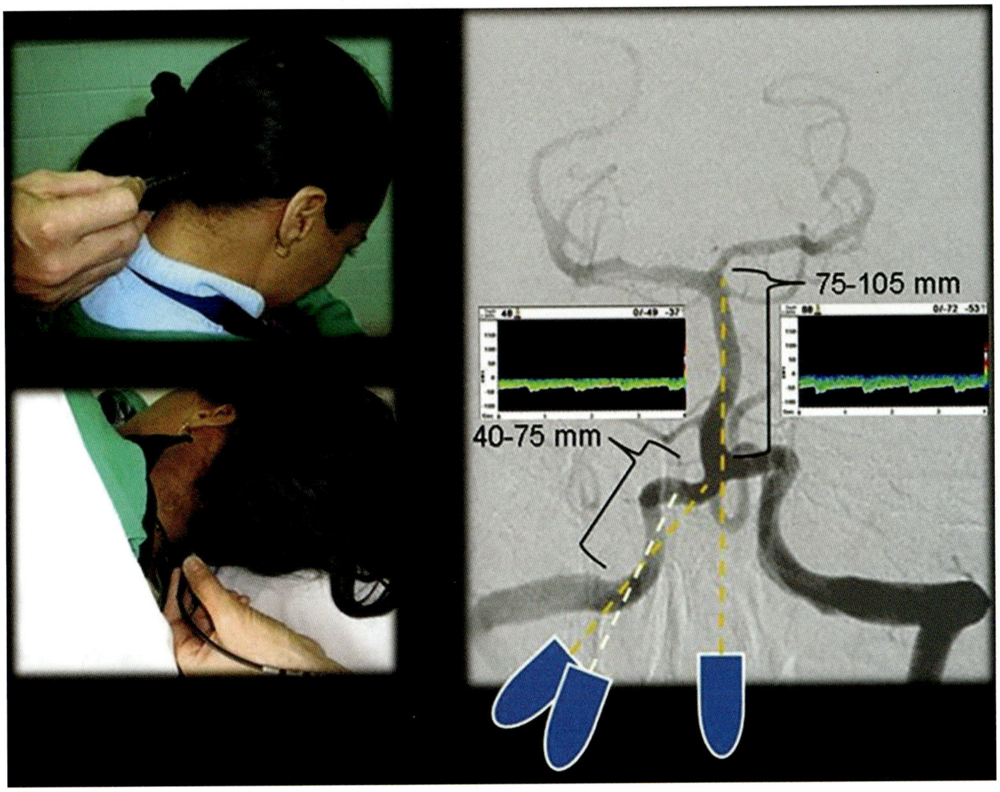

Fig. 14. Insonación a través de la ventana suboccipital. A la derecha un esquema del trayecto sobre estudio angiográfico y le espectros de vasos insonados.

El haz de ultrasonido pasa entre el atlas y la base del cráneo, permitiendo el acceso a las arterias vertebrales y el tronco basilar. Se inicia el estudio con la sonda en la línea media a 70 mm de profundidad, donde se localiza la arteria basilar con un flujo que se aleja de la sonda con una velocidad media de 41 ± 10 cm/s. Debe seguirse el vaso en toda su longitud; para evaluar la porción más distal puede ser necesario inclinar aun más la sonda, en dirección a la frente del enfermo por encima del nasion. Con la sonda en la misma posición disminuyendo la profundidad entre 50 y 75 mm y dirigiéndola a cada lado se localizan los segmentos intracraneales de las vertebrales. Para insonar la porción extracraneal de las vertebrales es necesario colocar la sonda bajo la mastoide dirigiéndola hacia la línea media a una profundidad entre 30 y 50 mm de profundidad (Tabla 3).

Tabla 3. Pautas generales para el examen a través de la ventana suboccipital.

- Sitúe el rango de profundidad entre 60 y 110 mm.
- Aplique el transductor en región suboccipital en la línea media y oriéntelo hacia el puente de la nariz. Ubíquelo de forma que se muestre el máximo flujo entre 75-100 mm.
- Tome muestras de los espectros de la arteria basilar proximal (80 mm), porción media (90 mm) y distal (100 mm).
- Sitúe el rango de profundidad entre 30-70 mm para evaluar las arterias vertebrales distales.
- Coloque el transductor a 1 pulgada de la línea media, bajo la mastoide y oriéntelo hacia la línea media. Repita el examen en el otro lado.

Ventana submandibular

Los vasos extracraneales deben estudiarse con ultrasonido dúplex, sin embargo, el DTC brinda la posibilidad de explorar la porción distal de la carótida interna extracraneal en el cuello a través de la ventana submandibular. Colocando el transductor de 2 MHz en el ángulo de la mandíbula a nivel del músculo esternocleidomastoideo en dirección medial con una ligera inclinación cefálica entre 40 y 60 mm de profundidad, se logra distinguir la ACI con una velocidad media de 37 ± 9 cm/s (Fig. 15).

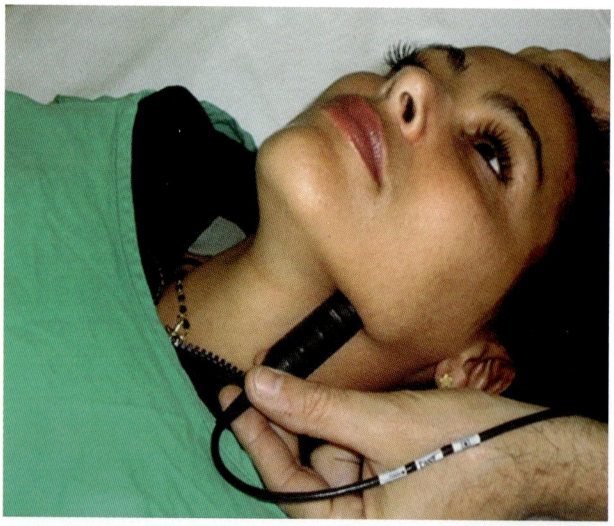

Fig. 15. Colocación de sonda en la ventana submandibular.

En la modalidad de Doppler continuo con la sonda de 4 MHz y aplicando gel en toda la cara medial del esternocleidomastoideo desde la porción supraclavicular hasta el borde mandibular y desplazándola lentamente es posible registrar el flujo de la arteria carótida común, interna y externa. Las variaciones en las características de los espectros nos indican que vaso es el insonado. Generalmente, la carótida externa tiene una disposición más superficial y medial e inmediatamente después de su origen se puede detectar un flujo en sentido inverso (hacia la sonda) que corresponde a la arteria tiroidea superior; el sonograma tiene una pulsatilidad elevada en relación con su territorio de vascularización que es predominantemente muscular. Otra característica que la distingue es la fluctuación del flujo al percutir sobre la arteria temporal superficial. El trayecto anatómico de la carótida interna en su origen tiende a ser más lateral y profundo, no tiene ramas a nivel del cuello y los espectros son de baja pulsatilidad. La carótida común, en cambio, comparte características intermedias entre la externa y la interna (Fig. 16).

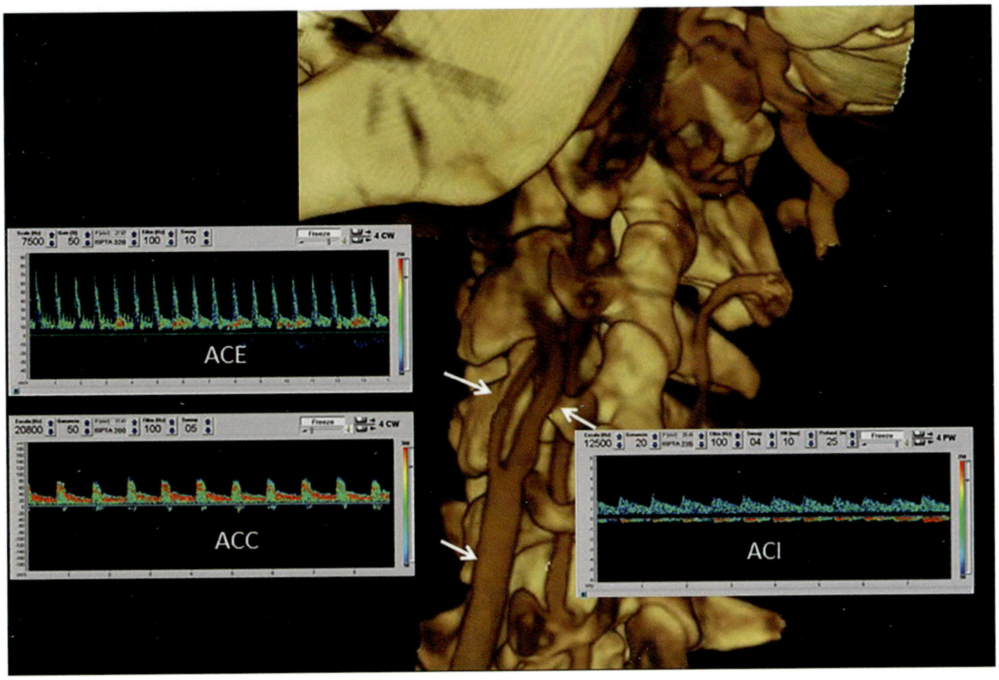

Fig. 16. Sonogramas del sistema carotídeo.

Compresión carotídea

La compresión de la carótida común produce variaciones hemodinámicas que permiten evaluar el estado, la configuración y estimar la capacidad de flujo colateral del polígono de Willis (Tabla 4). Esta maniobra no se realiza de manera rutinaria y para hacerla es necesario realizar previamente un estudio de dúplex color que permita excluir la presencia de placas de ateroma o una disección en la zona donde se realizará la compresión. La respuesta normal incluye en el lado de la compresión una disminución en la velocidad del flujo en el sifón carotídeo, en la ACM y en la ACA. En esta última arteria puede apreciarse una inversión del flujo si la arteria comunicante anterior es funcional. De igual forma si la arteria comunicante posterior se abre, se registra un incremento de la velocidad en el segmento P1 ipsilateral y es posible encontrar un flujo turbulento en el trayecto entre el sifón carotídeo y el segmento P1 que corresponde a la comunicante. En el lado contrario a la compresión pudiera existir incremento en el flujo de la carótida interna y la ACA como expresión de flujo colateral.

Tabla 4. Modificaciones de la velocidad de flujo secundario a la compresión de la arteria carótida común.

Arteria	Respuesta ipsilateral	Respuesta contralateral
Sifón carotídeo	Disminuye	Sin variación o aumenta
Oftálmica	Disminuye	Sin variación
Carótida interna	Disminuye	Sin variación o aumenta
ACP (P1)	Sin variación o aumenta	Sin variación
ACM	Disminuye	Sin variación
ACA (A1)	Sin variación o disminuye	Sin variación o aumenta

2.6 Registro, características e interpretación de las señales

El registro y análisis espectral de los segmentos arteriales constituye el principal objetivo del estudio DTC. La deficiencia de la ventana temporal debe documentarse en el reporte. Se considera que si un experto no encuentra una ventana apropiada después de 5 minutos lo más probable es que no exista, no obstante, siempre acostumbramos a obtener la opinión de un segundo explorador. Cuando una ventana temporal es deficiente, se puede intentar insonar los vasos contralaterales atravesando la línea media a través de la ventana útil.

El examinador no debe confiar en la primera señal obtenida, aunque ésta sea de buena calidad, siempre se debe buscar el sonograma de mayor ganancia en el sonido y en representación gráfica.

Es recomendable seguir el curso de flujo de las arterias cambiando ligeramente el ángulo de la sonda, manteniendo la misma ventana siempre que sea posible y sin retirar la sonda de la posición inicial en el cráneo hasta explorar todos los segmentos vasculares de esa ventana. Se debe memorizar la posición del transductor, para en el caso de que se interrumpa la insonación por cansancio, movimiento del paciente u otra causa volver a colocarla en la misma región. De igual forma trate de colocar el transductor sobre regiones temporales análogas en ambos lados para intentar lograr la mayor simetría en profundidad y ángulo de insonación de los vasos.

El examen rutinario debe ser completo, documentando las velocidades de pico sistólico, diastólico, medias, el índice de pulsatilidad y la dirección del flujo en los principales segmentos arteriales. Como el índice de pulsatilidad puede afectarse por la frecuencia y el ritmo cardíaco, es recomendable hacer referencia en el informe sobre la existencia de asimetría entre los picos sistólicos, de modificaciones en la periodicidad y en la configuración de los sonogramas (Tabla 5).

Tabla 5. Factores fisiológicos que pueden influir en la interpretación del DTC.

- Asimetrías del flujo: hasta 30 % normal.
- Edad avanzada: velocidad disminuye.
- Sexo femenino: ventana temporal mala.
- Hematocrito bajo: velocidad aumenta.
- Fiebre: la velocidad aumenta 10 % por cada grado.
- Hipoglucemia: aumenta la velocidad.
- Apnea (hipercapnia): velocidad aumenta.
- Hiperventilación (hipocapnia): velocidad disminuye.

Es aconsejable tener a mano una tabla con los valores de referencia para los diferentes segmentos arteriales que pueden estudiarse con el DTC (Tabla 6).

Tabla 6. Parámetros normales del DTC en las diferentes ventanas.

Ventana	Vaso	Profundidad (mm)	Dirección de flujo	Velocidad (cm/s)
Temporal	ACM (M1)	30-60	Acercándose	55 ± 12
	ACA/ACM (bifurcación)	55-65	Bidireccional	-
	ACA (A1)	60-80	Alejándose	50 ± 11
	ACP(P1)	60-70	Acercándose	39 ± 10
	ACP (P2)	60-80	Alejándose	40 ± 10
	Sifón carotídeo	60-80	Alejándose Bidireccional Acercándose	41 ± 11 - 47 ± 14
Occipital	A. vertebrales	60-90	Alejándose	38 ± 10
	A. basilar	80-120	Alejándose	41 ± 10
Orbitaria	A. oftálmica	40-60	Acercándose	21 ± 5
	Sifón carotídeo	60-80	Bidireccional Acercándose	40 ± 15
Submandibular	ACI	17	Alejándose	37 ± 9

Representación gráfica del flujo sanguíneo

Las ondas de flujo sanguíneo se representan en un gráfico donde se reflejan las variaciones de la velocidad (eje X) en función del tiempo (eje Y), conformándose en la pantalla un gráfico espectral (sonograma).

El segmento inicial de la onda de velocidad de flujo es la fase ascendente de la sístole y culmina en el punto que representa la máxima velocidad alcanzada (pico sistólico). A partir del pico sistólico las velocidades caen conformando la fase descendente de la sístole. El componente sistólico de la onda está regido por la fuerza contráctil del corazón. Una muesca dicótica se corresponde con el cierre de la válvula aórtica y marca el inicio de la fase diastólica en el espectro (Fig. 17). A partir del cierre valvular aórtico, se grafican las velocidades correspondientes a la diástole, la cual depende de la elasticidad del vaso y el subsecuente efecto del desplazamiento del volumen de sangre en la arteria aorta, tronco innominado, subclavias y carótidas comunes (efecto *Windkessel*, del alemán cámara de aire). El valor de pico diastólico que se toma es el máximo valor alcanzado al final del período.

De esta forma puede definirse en cada espectro individual el pico de velocidad máxima en la sístole y la velocidad mínima en la diástole, partiendo de estos valores puede calcularse la velocidad media del flujo (Fig. 18). La velocidad del flujo puede expresarse en kilohercios, aunque es más afín con la medicina hacerlo en centímetros por segundo.

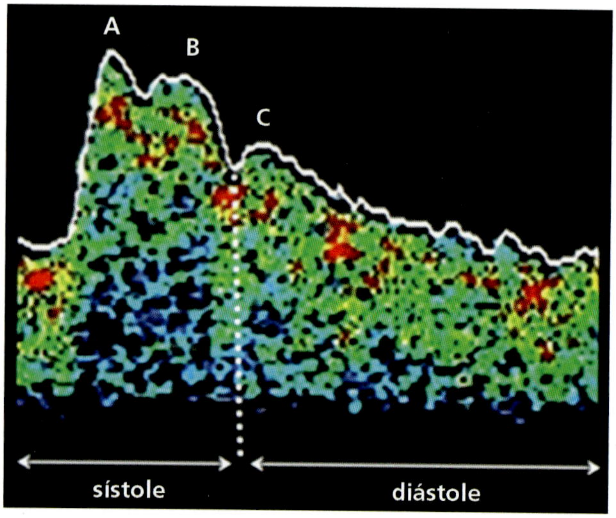

Fig. 17. Relación del sonograma con el ciclo cardíaco. A: contracción cardíaca, B: efecto *Windkessel*, C: cierre de la válvula aórtica.

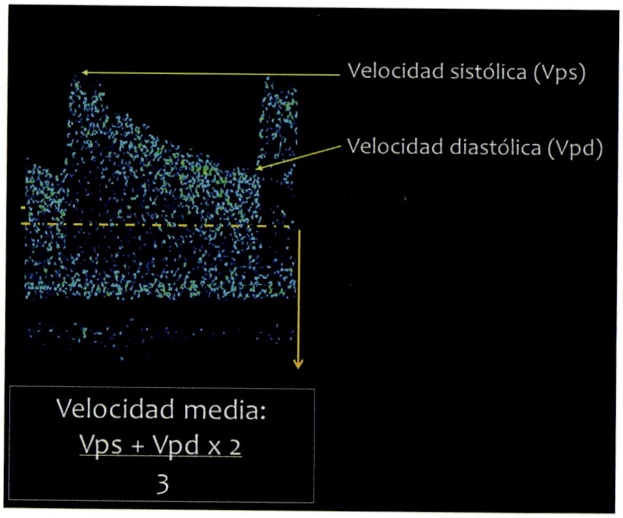

Fig. 18. Fórmula para el cálculo de la velocidad media del flujo.

Los sonogramas se orientan de acuerdo a la dirección del flujo, en general las señales sonoras que se acercan al transductor se inscriben por encima de la línea cero (positivo) y las que se alejan por debajo (negativas), aunque este parámetro puede

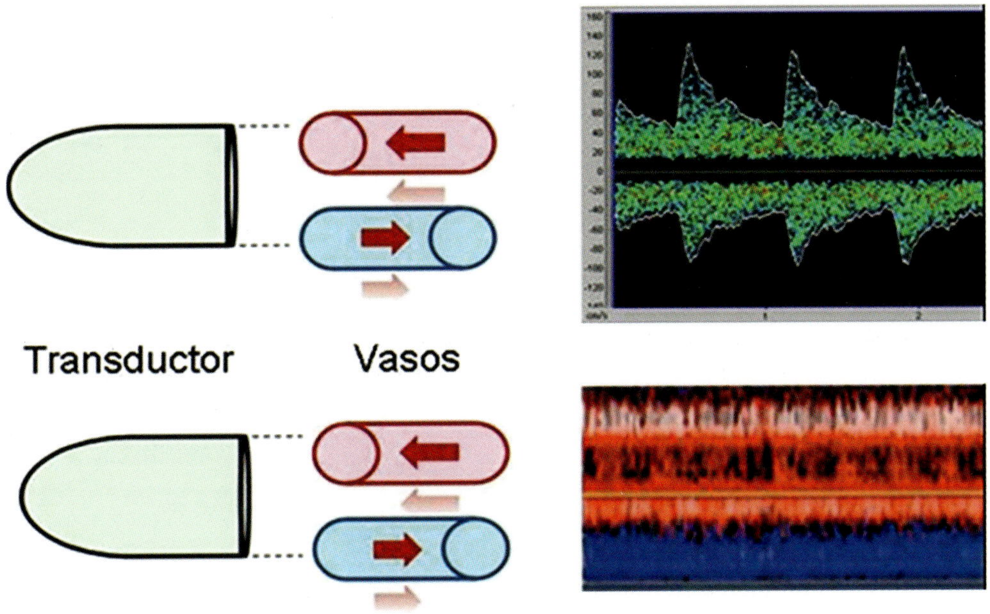

Fig. 19. Representación de la dirección del flujo sanguíneo en el Doppler espectral y en el modo M.

ser modificado durante el estudio. Además de la representación espectral la mayoría de los equipos actuales permiten reflejar las señales en modo M. Esta modalidad emplea más de 30 volúmenes de muestra solapados que registran simultáneamente la dirección y la intensidad de cualquier señal de flujo sanguíneo en un segmento intracraneal de más de 6 cm. La utilización del modo M facilita la realización de un estudio de DTC, incluso por observadores con poca experiencia. De esta forma se analiza la velocidad y dirección del flujo representándolas en un código bicromático de rojo y azul; el movimiento que se acerca al transductor es positivo y se codifica en rojo, mientras que el que se aleja es negativo y se codifica en azul (Fig. 19). Aunque el gráfico del modo M puede reflejar signos de elementos de utilidad diagnóstica, no puede sustituir al análisis espectral, pero si es de incuestionable ayuda para ubicar una arteria o en un determinado contexto clínico en que la anatomía vascular se modifica, por ejemplo, por el efecto de masa en un infarto maligno de la ACM o a un hematoma intracerebral en que el aumento de volumen provoca que el desplazamiento de los vasos sanguíneos. Otra de sus ventajas abarca el estudio del sistema venoso en el que son frecuentes las variaciones anatómicas.

Índices del espectro de ondas

Índices de velocidad

Como fue referido previamente la velocidad del pico sistólico, la diastólica y la velocidad media constituyen los índices básicos. Los equipos suelen calcularlos de manera automática. Sin embargo, en ocasiones no es posible corregir el ruido de fondo y la ganancia del sonograma registrado no es la óptima por lo que la determinación automática de las velocidades en la envolvente de la curva no es posible. En ese caso deben ser marcadas sobre el espectro para así calcular la velocidad media y los índices de resistencia de forma manual.

Índices de impedancia

Índice de resistencia: este índice es también conocido como índice de Pourcelot, y se relaciona con la resistencia que ofrece la pared del vaso al flujo de sangre. Una resistencia elevada conlleva a una disminución del flujo diastólico y por lo tanto a un incremento en este índice (13) (Tabla 7).

Índice de pulsatilidad: fue introducido en 1974 por Gosling y King, y es un parámetro que describe y cuantifica la relación entre la velocidad de flujo sistólica y la velocidad de flujo diastólico (Tabla 7). Este índice, aunque se ha sugerido que es de mayor utilidad para el estudio de vasos de alta resistencia con flujo bidireccional, es muy utilizado en el estudio de la hemodinámica intracraneal ya que refleja el grado de la resistencia al flujo que existe en las arteriolas; así se modifica como consecuencia del efecto del aumento de la presión intracraneal sobre las arteriolas o por enfermedad de estas (14).

Es importante tener en cuenta que el concepto de índice de pulsatilidad (IP) es un parámetro cuantitativo que viene a expresar el estado de la resistencia vascular distal en situaciones como la hipertensión intracraneal, enfermedad de pequeños vasos y el aumento de la presión arterial sistémica. También puede verse modificado ante variaciones en el gasto y la frecuencia cardiaca, y en casos de patología vascular proximal. Su valor se sitúa entre 0,6-1,1 y se incrementa con la edad.

Tabla 7. Fórmulas para el cálculo de los índices de pulsatilidad y resistencia.

Índice de pulsatilidad de Goslind y King

$$\frac{VPS\text{-}Vfd}{VMF} \quad \text{(VN 0,6-1)}$$

Índice de resistencia de Pourcelot

$$\frac{VPS\text{-}Vfd}{VPS} \quad \text{(VN: 0,4-0,7)}$$

VPS: velocidad pico sistólico

Vfd: velocidad final de diástole

VMF: velocidad media de flujo

Variaciones espectrales

En condiciones fisiológicas, en una arteria sin irregularidades en su calibre durante la sístole todos los glóbulos rojos van a la misma velocidad; por el contrario, durante la diástole el flujo se enlentece y se torna más laminar conservando las velocidades más elevadas en el centro o eje del vaso y las más bajas cercanas a la pared. De esta manera, durante la sístole solo existirán frecuencias altas que conllevan a que el color se concentre en la parte alta de la curva del sonograma y no habrá registros de frecuencia bajas; por lo tanto, no se rellenara el centro del espectro o lo hará de colores azules tenues, esa zona se denomina ventana espectral (Fig. 20)

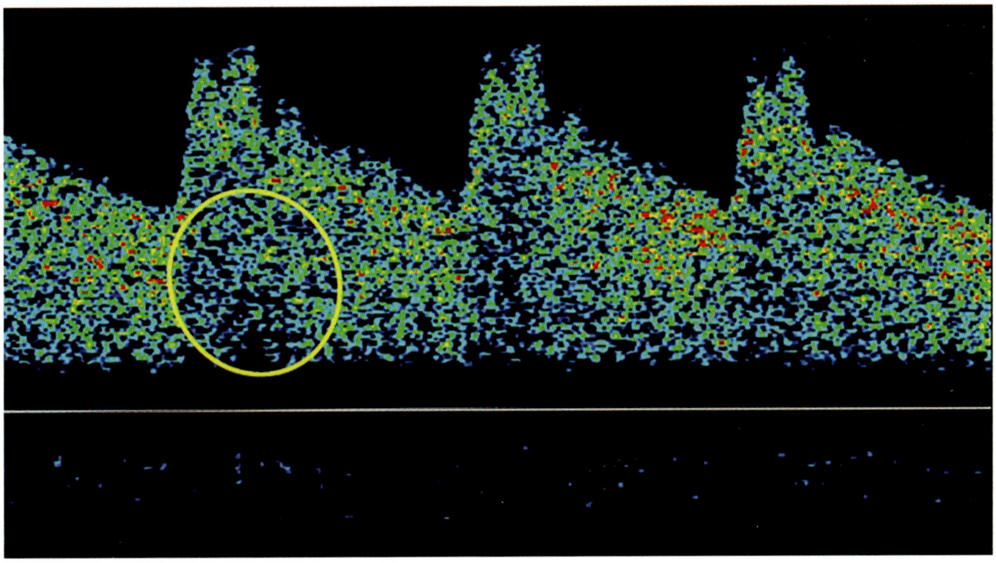

Fig. 20. A. Sonograma normal, concentración del color en el borde del espectro. Ventana espectral señalada en el círculo amarillo.

Como ha sido mencionado anteriormente, el ascenso sistólico de la onda espectral está condicionado por la contractilidad cardíaca y la presión de la sangre al entrar en las arterias. Cuando existe algún obstáculo entre el ventrículo izquierdo y la arteria estudiada, disminuye la presión de entrada a la arteria, el ascenso sistólico se hace más lento y tendido, en este caso se habla de una curva tumbada a la derecha. Otro ejemplo, lo encontramos en enfermos con estenosis valvular aórtica o estenosis proximal de la carótida común en que el descenso distal de la presión de la sangre en las arterias intracraneales trae como consecuencia una curva con una menor aceleración de la sístole (curva amortiguada). En sentido contrario, un ascenso sistólico bien verticalizado en un segmento arterial es el resultado del aumento de la resistencia al paso de la sangre, lo que ocurre en una estenosis significativa.

El descenso sistólico cambia en relación con la resistencia distal en el territorio irrigado por una arteria específica, lo que trae como consecuencia que existan patrones arteriales de alta y baja resistencia. Ejemplo de ello son los sonogramas registrados en el territorio carotídeo extracraneal. En la ACE la caída sistólica es más vertical que en la ACI en la que ocurre lentamente, con una curva más tendida y la diástole tiene mayor flujo para garantizar la irrigación del encéfalo (Figs. 16, 20 y 21).

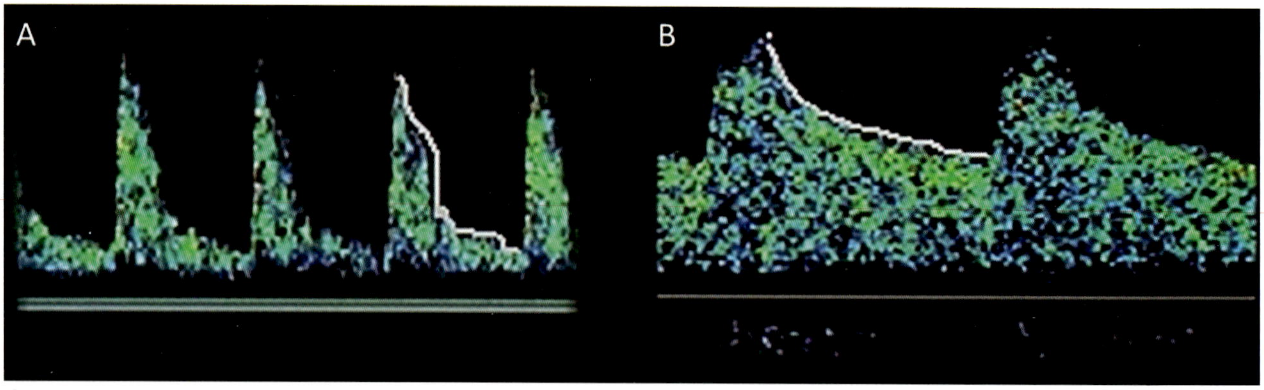

Fig. 21. Sonogramas obtenidos con el transductor de 4 MHz colocado en la ventana submandibular. A: Carótida externa, alta resistencia; B: Carótida interna baja resistencia.

La velocidad de pico diastólico también puede presentar variaciones que están condicionadas por la resistencia distal; en la ACE es menor que en la interna aunque sin llegar a cero como en las arterias de las extremidades o en la subclavia en que el componente diastólico se invierte o es negativo. En estenosis graves, en la oclusión distal de la ACI, en casos con enfermedad arterial de pequeños vasos y en la muerte encefálica los sonogramas serán más resistivos con pérdida variable o inversión de la diástole en relación con la situación clínica específica (Fig. 22).

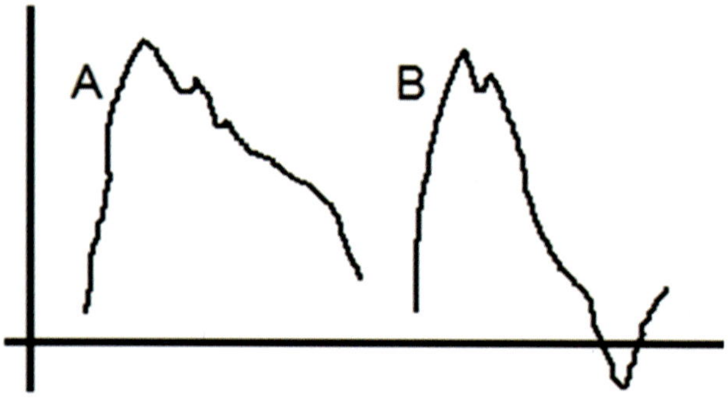

Fig. 22. A. Curva velocimétrica continua (normal), B. Curva resistiva.

Aliasing

En alguna ocasión, cuando estudiamos una arteria con una estenosis o vasoespasmo grave, registramos espectros con velocidades muy altas en que la punta de la sístole puede aparecer cortada y reflejada en la porción inferior de la línea cero con su base en sentido contrario. A esta situación se le denomina *aliasing* (del latín *alius* y del griego *allos,* que significa *de otro modo*) y es la consecuencia del alto desplazamiento Doppler que produce la velocidad de flujo.

La frecuencia de repetición de pulsos (FRP) expresa la rapidez con que se interrumpe la emisión del ultrasonido para formar la onda pulsada, ósea el tiempo que tarda un pulso emitido en regresar. Para obtener una curva sin aliasing debe haber una FRP de al menos dos veces para cada ciclo de la señal. Una FRP alta produce una cantidad de ecos por unidad de tiempo que determina un mejor muestreo y un mejor análisis de la onda, pero lógicamente puede llegar a tener un límite que no es posible modificar. Si la velocidad del flujo sanguíneo excede en el doble a la FRP se produce el aliasing, que logra evitarse en un buen número de casos aumentando la escala o descendiendo la línea cero para que la curva no exceda la ventana (Fig. 23). En el estudio extracraneal podemos evitar el aliasing utilizando el transductor de 4 MHz en la modalidad de Doppler continuo o modificando el ángulo de insonación respecto al vaso asumiendo que el incremento en la velocidad de flujo no es totalmente fiable y que la estenosis es grave o de mayor intensidad.

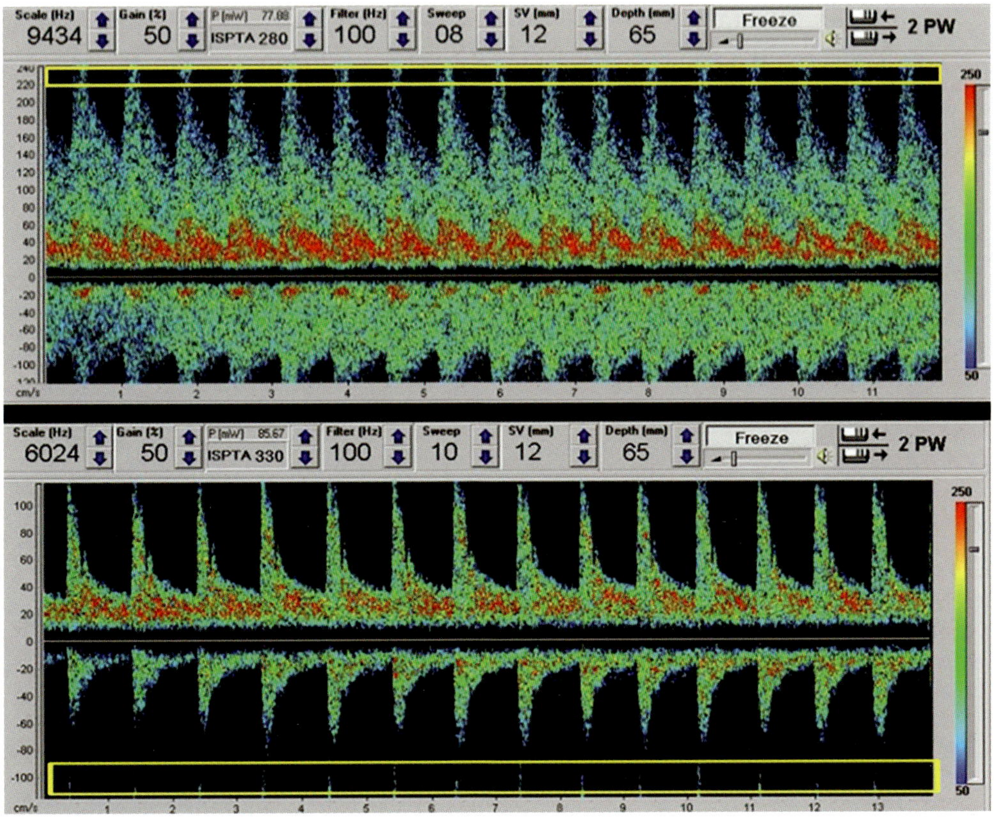

Fig. 23. *Aliasing.*

Turbulencia

Cuando el flujo sanguíneo dentro de la arteria tropieza con un obstáculo se producen remolinos en los que los hematíes y el resto de los elementos celulares giran en círculos disminuyendo su velocidad progresivamente. Las velocidades bajas generan frecuencias que son representadas en la parte baja y central de la curva Doppler, produciendo un ensanchamiento y dispersión del espectro de frecuencias en toda la extensión de la curva desapareciendo así la ventana espectral, a lo que se denomina ventana cerrada (Fig. 24).

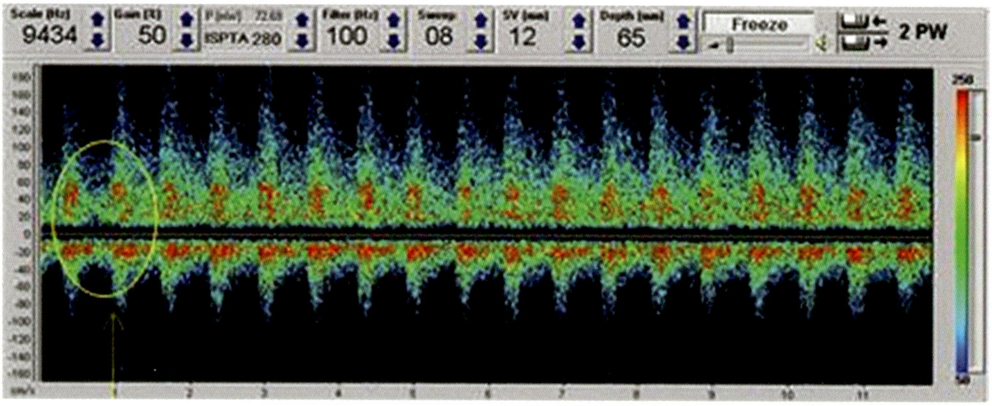

Fig. 24. Representación de bajas frecuencias en el interior de la curva Doppler (turbulencia) y dispersión espectral.

Si la turbulencia es grande y/o la velocidad de flujo es muy alta, la pared arterial puede vibrar emitiendo ecos que son trazados en el interior de la curva de velocidad y que se escuchan como el graznido de algunas aves (Fig. 25-26).

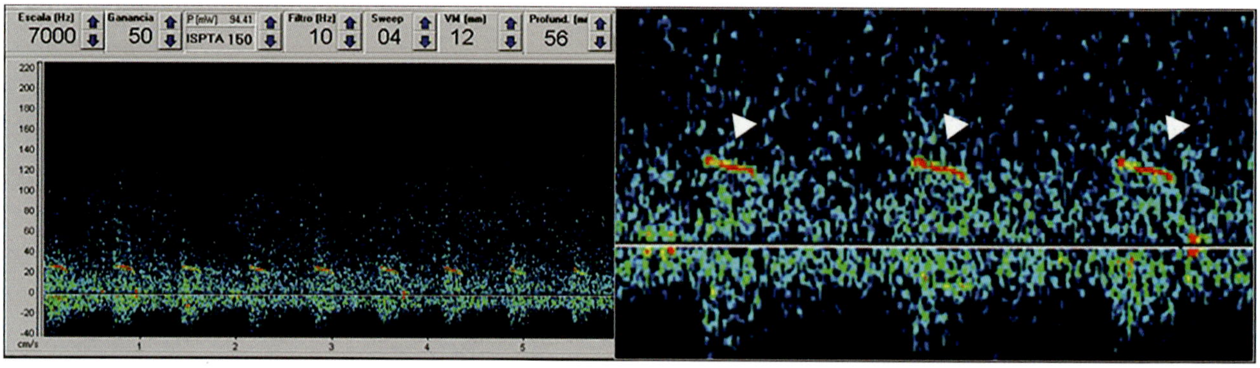

Fig. 25. DTC. Eco vibraciones. Señaladas con flechas blancas.

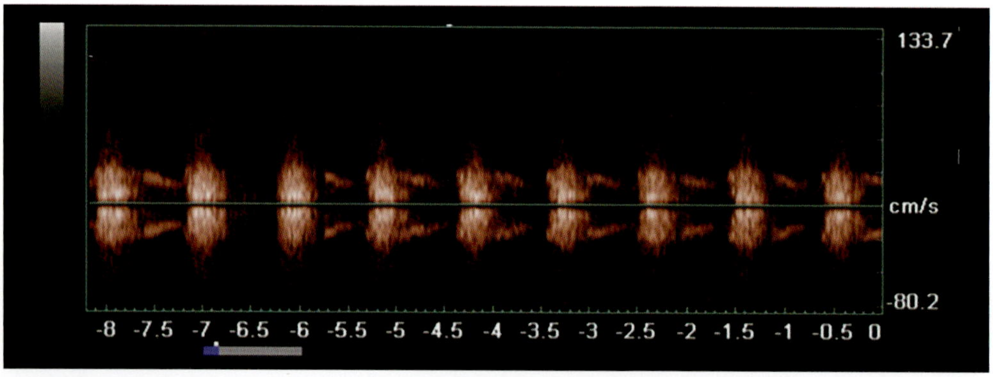

Fig. 26. Ecovibraciones. Registro de dúplex transcraneal codificado en color.

Características del flujo venoso

La señal de las venas basales se caracteriza por tener una pulsatilidad baja (IP entre 0,2-0,5); a diferencia del sonograma arterial en el que existe una diferencia bien clara entre el pico sistólico y la diástole, el flujo venoso simula una sinusoide o una banda continua con pequeñas variaciones en los valores de velocidad y en la que el sonido es continuo o como un murmullo.

Para la detección de una vena con el DTC es necesario modificar la escala (ampliarla), disminuir o apagar el filtro del equipo y aumentar la ganancia si fuese necesario; con el dúplex puede ser necesario modificar la FRP,disminuirla.

A través de la ventana temporal es posible registrar la señal de la vena cerebral media y la vena basal de Rosenthal, en el caso de la cerebral media se detecta en la misma profundidad que la arteria del mismo nombre con una dirección de flujo alejándose del transductor. Ocasionalmente, es posible localizar la vena cerebral anterior y seguir su trayecto hasta unirse a la vena cerebral media para continuar alejándose en el mismo sentido que la ACP como vena basal de Rosenthal (Fig. 27).

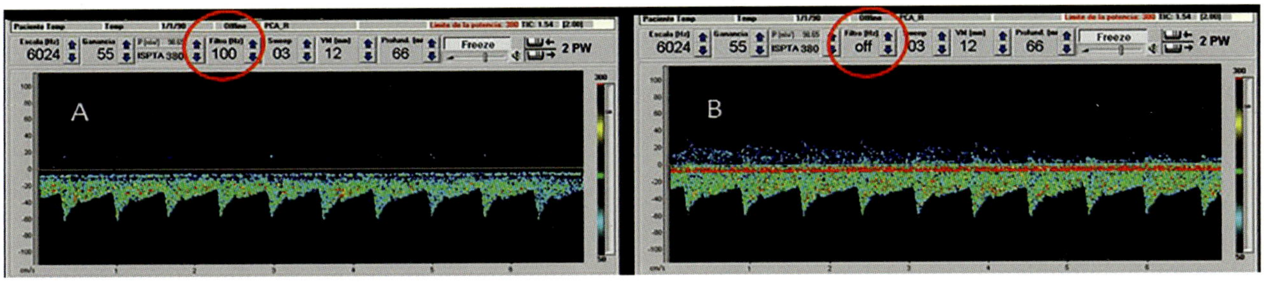

Fig. 27. Flujo venoso. Registro de la vena basal de Rosenthal en la base del segmento P2. A: Efecto del filtro, atenuación de señales de baja frecuencia. B: Filtro apagado, mayor ganancia de la señal de la vena.

Referencias

1. Suleiman GH. Christian Johann Doppler. MEDICRIT 2005; 2(3):40.
2. Satomura S. Kaneko Z. Ultrasonic blood rheograph. Proceedings of the 3rd International Conference on Medical Electronics. 1960:254-8.
3. MiyazakI M, Kato K. Measurement of Cerebral Blood Flow by Ultrasonic Doppler Technique: Theory. Japanese Circulation J 1965, 29 (4):375-82.
4. Aaslid R, Markwalder TM, Nornes H. Noninvasive transcranial Doppler ultrasound recording of flow velocity in basal cerebral arteries. JNeurosurg 1982;57(6):769-74.
5. Gerriets T,Seidel G,Fiss I,Modrau B,Kaps M.Contrast-enhanced transcranial color-coded duplex sonography: efficiency and validity. Neurology 1999, 52:1133-7.

6. Moehring MA, Spencer MP. Power M-mode Doppler (PMD) for observing cerebral blood flow and tracking emboli. Ultrasound Med Biol 2002;28:49-57.

7. Kaps M, Legemate A, Ries F, Ackerstaff RGA, Markus H, Pezzoli C, Llull JB, Spinazzi A.et al. SonoVue™ in transcranial Doppler investigations of the cerebral arteries. J Neuroimaging 2001;11:261-7.

8. Gil Peralta A. Neurosonología. Fundamentos físicos de los ultrasonidos y diagnóstico mediante Doppler de las enfermedades vasculares cerebrales. Viguera Editores S.L, 2011.

9. Itoh, T., M. Matsumoto, N. Handa, H. Maeda, H. Hougaku, H. Hashimoto, H. Etani, Y. Tsukamoto, and T. Kamada. Rate of successful recording of blood flow signals in the middle cerebral artery using transcranial Doppler sonography. Stroke 1993,24:1192-95.

10. Purkayastha S, Sorond F. Transcranial Doppler Ultrasound: Technique and Application. Semin Neurol 2012;32:411-20.

11. Alexandrov AV. Ultrasound in stroke prevention and treatment. Eds. Future, Blackwell Publishing, 2004.

12. Adams RJ, McKie VC, Hsu L, Files B, Vichinsky E, Pegelow C, et al. Prevention of a first stroke by transfusions in children with sickle cell anemia and abnormal results on transcranial Doppler ultrasonography. N Engl J Med. 1998 Jul 2;339(1):5-11.

13. Pourcelot, L. Application clinique de l'examen Doppler transcutané. In: Peronneau, P. (Ed.) (1975). Vélocimetrie Ultrasonore Doppler. Paris: INSERM, p. 123.

14. Gosling RG, King DH. Arterial assessment by Doppler-shift ultrasound. Proc R Soc Med 1974, 67(6 Pt 1):447-9.

Capítulo 3
Eco-Doppler cervical

Claudio Enrique Scherle Matamoros

3.1 Desarrollo y aplicación del dúplex en el estudio de los troncos supraaórticos

El estudio no invasivo de los troncos supra aórticos ocupa un lugar relevante en el proceso diagnóstico del enfermo con un ictus isquémico. Como que la enfermedad aterosclerótica extracraneal es la causa en un tercio de las isquemias cerebrales y que ésta tiene predilección por la bifurcación carotídea y la porción proximal de la carótida interna, región fácilmente accesible en la mayoría de los casos al ultrasonido; hacen del eco-Doppler una herramienta fiable e ideal para iniciar el estudio del enfermo.

Los primeros intentos de aplicar el ultrasonido en la Medicina se realizaron en la década del 1950. En 1955, Shigueo Satomura, doctor en física de la Universidad de Osaka, comenzó a utilizarlo para estimar la velocidad de flujo sanguíneo y a sugerencia de su profesor Kinjiro Okabe se empezó a aplicar en el diagnóstico médico. En colaboración con T. Yoshida y Yasaharu Nimura, cardiólogos del hospital de la Universidad de Osaka, se hicieron los primeros intentos de medir las pulsaciones del corazón y los vasos periféricos (1). Poco tiempo después en colaboración con el profesor Ziro Kaneko, del Departamento de Neuropsiquiatría de la misma universidad, se construyó el primer flujómetro Doppler para mensurar el sonido de los vasos sanguíneos, con el cual intentaron diferenciar la enfermedad de tipo Alzheimer de la demencia vascular atendiendo a las posibles variaciones de flujo sanguíneo en los vasos extracraneales (2,4).

En 1965, J. Dennis Baker estableció que existía una relación entre la duración del sonido y la gravedad de la estenosis arterial (5). Un nuevo avance tuvo lugar con la aparición del análisis espectral del flujo carotídeo, descrito por Lees, aunque una cuidadosa evaluación del método llevó a la conclusión de que su aplicación exclusiva no era fiable. Casi al mismo tiempo tenía lugar el desarrollo de la imagen, pero en sus inicios no permitía diferenciar la luz arterial trombosada de la columna de flujo sanguíneo; y en presencia de placas calcificadas era difícil obtener imágenes que permitieran una adecuada evaluación de una estenosis. Todo ello llevó a D. Eugene

Strandness Jr. y sus colaboradores de la Universidad de Washington a desarrollar el primer dúplex Scanner en 1972; este aparato combinaba la imagen ecográfica en tiempo real con un detector de Doppler pulsado, con lo que se conseguía obtener información anatómica y hemodinámica en un mismo tiempo (6).

El eco-Doppler elimina algunas de las dificultades propias del examen con Doppler continuo; al proporcionar una imagen del vaso permite la insonación precisa de un punto específico y una adecuada selección del volumen muestra para el Doppler. Con el desarrollo posterior del dúplex a color, que aprovecha la frecuencia de la señal Doppler y a la imagen en modo B añade una representación en color que de forma cuantitativa demuestra la presencia de flujo sanguíneo y en correspondencia con la coloración (rojo se acerca al transductor y azul se aleja) nos indica la dirección.

En el año 1993, es introducido en la práctica clínica el programa de imagen «Power Color» (color de poder), perfeccionándose aún más la exploración con ultrasonido. En esta modalidad, en contraste con el color convencional se codifica el color con base a la amplitud de la señal de eco difundida por los hematíes que mantienen una misma velocidad en un momento específico del ciclo cardíaco (cercanos al endotelio) y es menos dependiente del ángulo por lo que resulta útil para resaltar las irregularidades de la pared arterial, una placa anecoica o estudiar un flujo venoso (7).

3.2 Transductores

La mayoría de los equipos de ultrasonido cuentan con un grupo de transductores, cada uno diseñado para una aplicación específica. Un transductor de alta frecuencia nos proporciona una resolución óptima de estructuras cercanas a la piel y los mejores estudios de estructuras profundas se obtienen con transductores de baja frecuencia que tienen una mayor penetración, tal es el caso del Dúplex transcraneal codificado a color (DTCC) para el que es necesario una sonda de 2-3,5 MHz. En los equipos que cuenten con un transductor multifrecuencia está debe ser ajustada a las características del cuello del enfermo; en un paciente de cuello corto no podremos visualizar bien la carótida en un corte longitudinal por lo tanto sería de mayor utilidad tener a mano un transductor lineal pequeño o examinar la carótida por pequeños segmentos. En enfermos con un cuello grueso la frecuencia adecuada variaría entre 4 y 6 MHz. Un transductor lineal de alta frecuencia, cuya frecuencia central sea de 7 MHz o superior es preferible cuando se desea medir con precisión el diámetro íntima-media, mientras que para explorar los segmentos distales de la ACI puede ser necesario un transductor con frecuencia de 5 MHz.

Los transductores se clasifican en (Fig. 1):

- Lineales: proporcionan un barrido en líneas paralelas y la imagen resultante es rectangular. En su estructura los elementos piezoeléctricos rectangulares (cristales) se sitúan uno al lado del otro y son estimulados por grupos de cinco o seis.

- Sectoriales: el barrido se obtiene estimulando simultáneamente mediante pulsos todos los prismas rectos que contiene la sonda o disponiendo los cristales en un arco (sondas convexas).

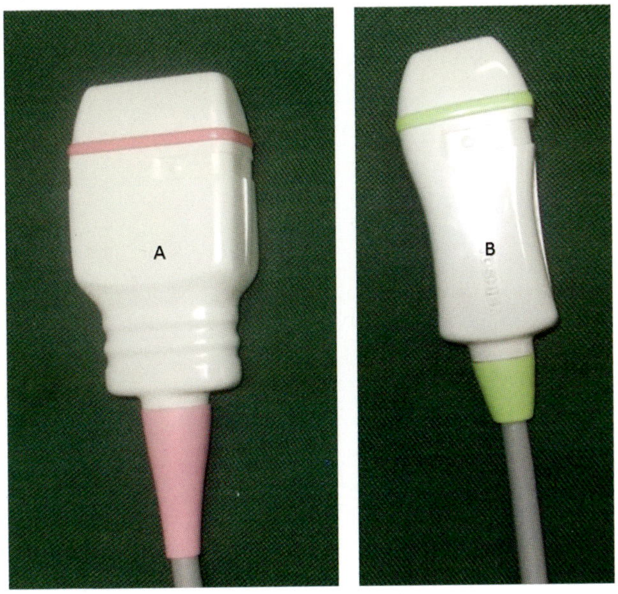

Fig. 1. A: Transductor lineal multirrango (6-11 MHz), B: Sectorial de 2-3,5 MHz.

3.3 Modo B (brillo) e interpretación de la imagen

La imagen bidimensional se visualiza en una escala de grises en la que la diferencia entre tonalidades es imperceptible para la visión humana. La diferencia entre la estructura de los diferentes tejidos corporales es el factor que determina las características de interface en la imagen digital, visto de otro modo el tono en la escala de grises. El agua es el elemento que mejor transmite el ultrasonido, por lo que nos brinda una imagen anecoica. En general, los tejidos muy celulares son hipoecoicos o ecolúcidos (oscuros) mientras que los fibrosos son hiperecoicos (claros).

3.4 Dúplex de los troncos supraaórticos. Metodología del examen

Antes de abordar un vaso con el modo B, es indispensable que imaginemos cómo se vería ese vaso en una angiografía convencional de acuerdo con la posición del transductor, y que desarrollemos la habilidad de imaginárnoslo para poder buscar el plano que mejor muestre las características anatómicas o de la lesión que necesitamos evaluar.

Arterias carótidas

El estudio debe realizarse en una habitación con luz atenuada que permita una mejor visualización de los detalles de la imagen adquirida en la pantalla de la máquina de ultrasonido. El paciente debe permanecer en decúbito supino sobre una camilla con el cuello en ligera extensión, relajado y rotado 45° hacia el lado contrario que examinamos. Los brazos deben quedar en supinación y pegados al cuerpo, para conseguir que los hombros desciendan. El explorador se sitúa preferentemente detrás del enfermo, en la misma posición descrita para el DTC.

Es importante seguir siempre una misma secuencia de exploración para evitar errores. El estudio se debe iniciar en modo B con un transductor lineal multifrecuencia que cubra un espectro entre 6 y 11 MHz o con un lineal de 7,5 MHz colocado en posición perpendicular respecto al eje longitudinal del cuello para así obtener un corte transversal de los vasos, colocándolo por detrás del musculo esternocleidomastoideo y desplazándolo desde el origen de la carótida común a la bifurcación, y la porción más distal que sea posible alcanzar de la carótida interna (Fig. 2). Este plano es útil para tener idea de la altura en la que se encuentra la bifurcación carotídea y la configuración espacial de la carótida interna (ACI).

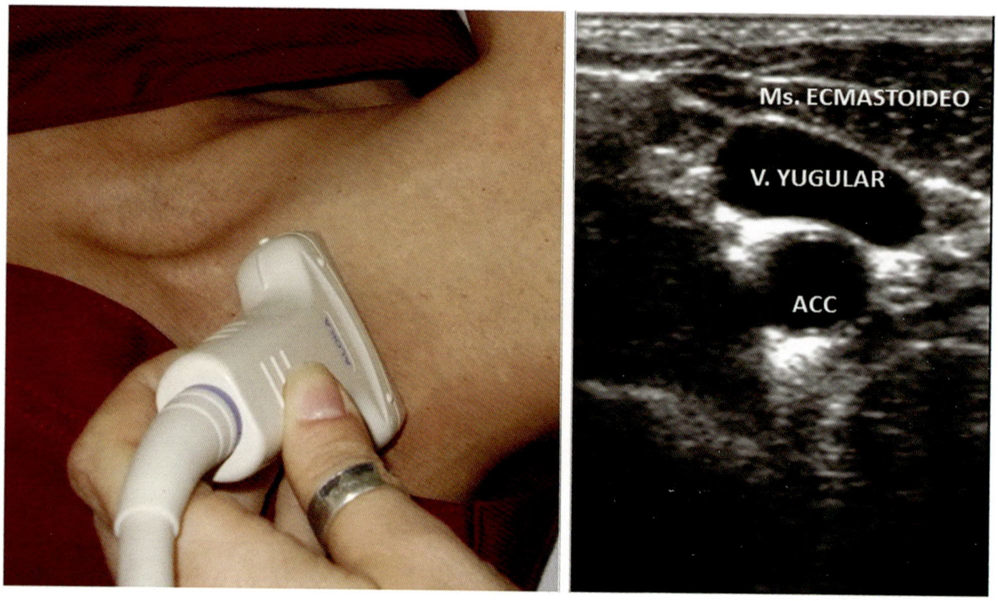

Fig. 2. Posición del transductor para acceder a un plano transversal de la arteria carótida común y la vena yugular.

Luego, con el transductor situado paralelo al musculo esternocleidomastoideo por delante o por detrás de este, se obtiene una vista longitudinal de la carótida común y la bifurcación (Fig. 3) En algunos enfermos, ya colocados a la altura de la bifurcación no es posible visualizar la arteria carótida externa (ACE) y la ACI en un mismo plano axial, en ese caso es necesario cambiar la inclinación del transductor respecto al musculo esternocleidomastoideo para verlas por separado. Se introduce el color y se explora toda la extensión de las carótidas en busca de variaciones en el color y defec-

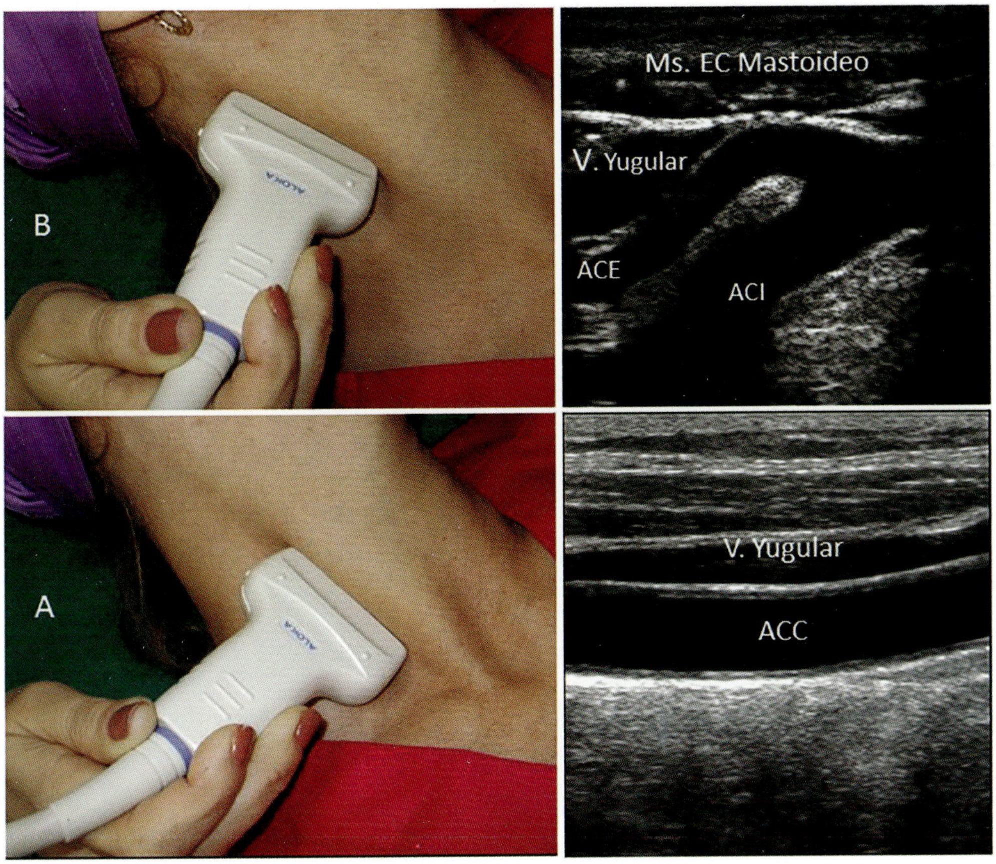

Fig. 3. Plano longitudinal de la arteria carótida. A: A la altura de la común; B: Bifurcación carotídea.

tos de lleno en la luz arterial; se selecciona la opción del Doppler pulsado y se registra la velocidad de flujo en cada uno de los vasos previamente explorados: segmento proximal y distal de la ACC y en la ACI hasta la altura que sea posible alcanzar, procurando que el ángulo de insonación sea lo más cercano a 60 grados y nunca mayor.

Generalmente, a la altura del bulbo carotídeo el flujo laminar se pierde y se registra un patrón de flujo bidireccional con cambios en el color y en el sonido (Fig. 4). En cada uno de los registros se medirá la velocidad de pico sistólico y la diastólica.

La diferencia entre los sonogramas de la carótida común, la ACE y la interna fue expuesta anteriormente; la ACI no emite ramas en la región cervical y su mayor diámetro lo presenta al inicio en el bulbo (Fig. 5).

En el 70 % de los casos los grandes troncos arteriales tienen un patrón de origen normal en el arco aórtico. En el resto existen variaciones anatómicas que deben tenerse presentes en la exploración con ecografía, aunque rara vez tienen relación con alguna patología (Fig. 6). La variante más frecuente es el origen común de la arteria innominada y la ACC izquierda en un mismo tronco (25-30 %) o en la propia arteria innominada; en el 7 % la ACC izquierda se origina en el tronco braquiocefálico izquierdo y mucho más raro es el origen de la AV izquierda directamente del arco aórtico (0,5 %).

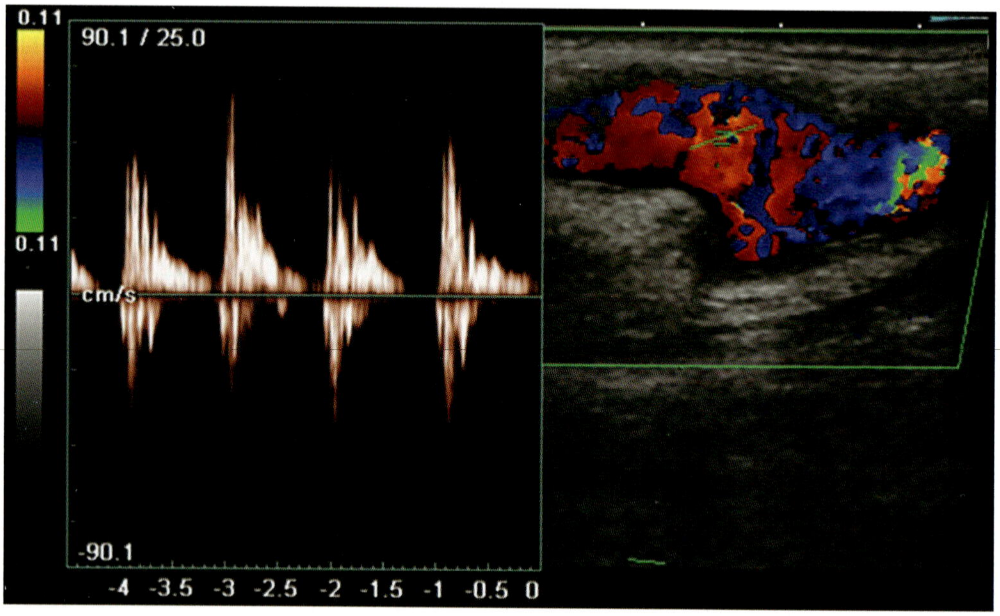

Fig. 4. Flujo bidireccional en el bulbo carotídeo (flujo de poder).

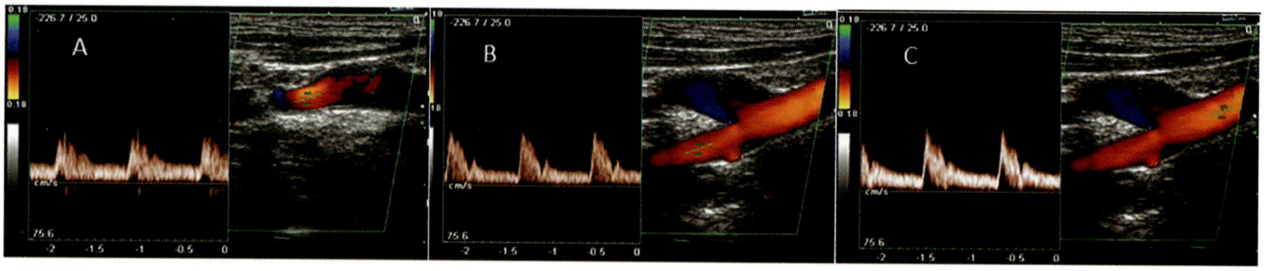

Fig. 5. Dúplex color del eje carotídeo. A: Carótida interna; B: Carótida externa; C: Arteria carótida común.

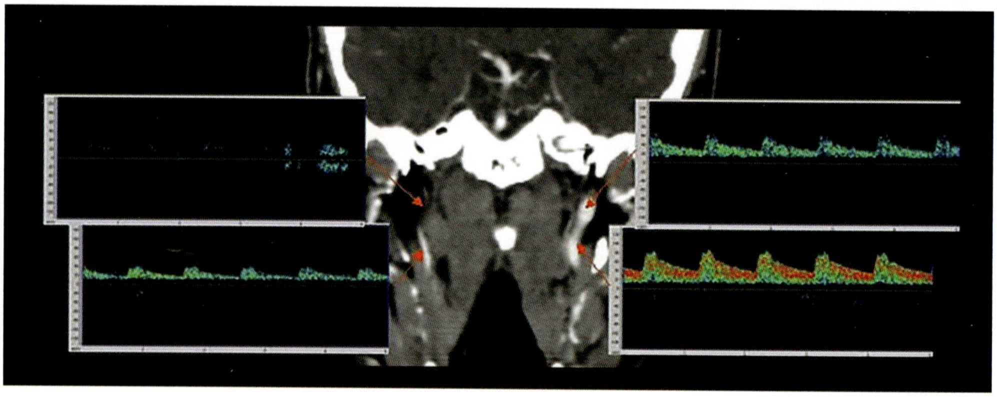

Fig. 6. Hipoplasia de la carótida interna derecha. Asimetría significativa entre los sonogramas de flujo y desaparición precoz de la señal en el Doppler pulsado a través de la ventana submandibular.

Se han descrito casos en los que la carótida interna es tiene un menor calibre desde la porción extracraneal (hipoplasia), la misma debe sospecharse al visualizar una ACI cervical con menos calibre (Modo B) y disminución significativa de la velocidad de flujo con respecto a su homóloga (Fig. 6). En esta condición la tomografía de la base del cráneo permite realizar el diagnóstico diferencial con otras afecciones al demostrar el menor calibre del agujero carotídeo.

Grosor íntima media (GIM)

El GIM está formado en un 80 % por células musculares lisas (capa media) y en un 20 % por la capa endotelial, la lámina basal y la matriz subendotelial. Desde un punto de vista fisiopatológico el aumento del espesor es la expresión de la hipertrofia de las células musculares a consecuencia de la hipertensión arterial y del remodelamiento de la pared arterial en los primeros estadios de la aterosclerosis.

Un metaanálisis reciente concluye que el GIM, aunque es un factor de riesgo independiente en la incidencia de enfermedad arterial coronaria, tiene poco peso sobre el resto de los factores de riesgo vasculares; sin embargo, en el caso del ictus isquémico es un potente factor independiente para predecir la recurrencia de los eventos isquémicos. De acuerdo con estas evidencias cada estudio ecográfico cervical no debe concluir sin mensurar el GIM en la imagen en modo B de la carótida.

Para clasificarlo como patológico es necesario contar con un valor que defina el punto de corte con lo normal, que contemple el efecto que tienen la edad y los factores de riesgo vascular sobre la pared arterial, lo que puede variar incluso con las características de la población en la que es determinado (Tabla 1).

Tabla 1. Valores del percentil 25 y 75 del grosor íntima-media según sexos.

		Grupo de edad									
		≤ 35		36-45		46-55		56-65		> 65	
GIM		Masc	Fem	Masc	Fem	Masc	Fem	Masc	Fem	Masc	Fem
Medio	Media	0,50	0,41	0,57	0,47	0,62	0,59	0,65	0,62	0,73	0,67
	Percentil 25	0,43	0,34	0,48	0,38	0,55	0,47	0,56	0,54	0,64	0,59
	Percentil 75	0,55	0,53	0,68	0,58	0,74	0,70	0,73	0,69	0,89	0,82
Máximo	Media	0,59	0,50	0,66	0,54	0,76	0,68	0,76	0,73	0,89	0,84
	Percentil 25	0,50	0,40	0,53	0,40	0,60	0,52	0,63	0,63	0,70	0,70
	Percentil 75	0,70	0,60	0,81	0,60	0,93	0,80	0,90	0,84	1,10	1,02

* Masc, masculino. Fem, femenino. Tomado de Med Clin (Barc). 2005;125 (20):770-4.

El GIM se define como la distancia existente entre la interfaz luz-íntima y la media-adventicia de la pared arterial. Debe determinarse en la fase diastólica del ciclo cardíaco y a lo largo de 10 mm en la arteria carótida común, y entre 5-10 mm si se realiza en la bifurcación o en la ACI. Puede mensurarse de forma automática con el programa del equipo o manual seleccionando una zona en que no existan placas de ateroma y en la pared distal al transductor (Fig. 7). La medición puede realizarse tanto en el plano longitudinal como en el transversal, sin embargo, es recomendable comparar el resultado de las mensuraciones en ambas vistas. Algunos prefieren calcular el valor medio y otros utilizan el valor máximo, en ambos casos existen tablas de referencia ajustadas por edad y sexo (Tabla 1).

El valor medio es el promedio de las lecturas obtenidas en 2 o más puntos y puede calcularse manualmente o utilizando el software diseñado para ello, que calcula la media de 3 puntos separados 1 cm en sentido proximal y distal. En caso de que la arteria esté obstruida o calcificada, debe reportarse como no evaluable. En la actualidad existe el consenso de mensurarlo preferentemente en la ACC, a 1 cm de la bifurcación y en un segmento en el que no existan placas de ateroma.

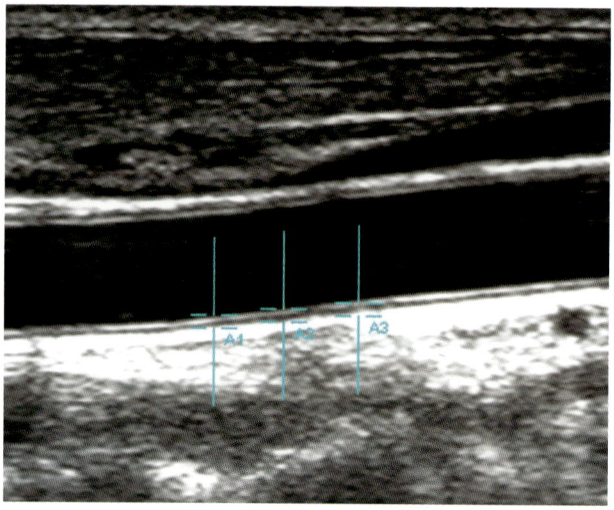

Fig. 7. Determinación del grosor íntima-media en la arteria carótida común.

Limitaciones del dúplex color

En algunas situaciones clínicas la mensuración de la velocidad de flujo en las arterias carótidas puede no ser fiable o difícil de establecer. Un ejemplo frecuente lo vemos en pacientes con bifurcaciones altas en los que es difícil encontrar el ángulo adecuado para acceder a la carótida interna, y en casos con tortuosidad de la ACI por acodaduras secundarias a ateromatosis en los que se produce una aceleración de la velocidad de pico sistólico en el punto en que el ángulo es mayor y puede ser confundida con una estenosis. En estos casos debe confirmarse con el modo B y el flujo de poder que no existan placas de ateroma. Otras condiciones que limitan la determinación de la velocidad de pico sistólico en la ACI son las arritmias cardíacas, la fracción de eyección ventricular baja, la existencia de una valvulopatía aórtica y las estenosis bilaterales de las carótidas.

Arteria subclavia y vertebral

Colocando el transductor en la región supraclavicular por fuera de la inserción del esternocleidomastoideo es posible observar la arteria subclavia y registrar su espectro de flujo de alta pulsatilidad prestando atención a su morfología trifásica (Fig. 8).

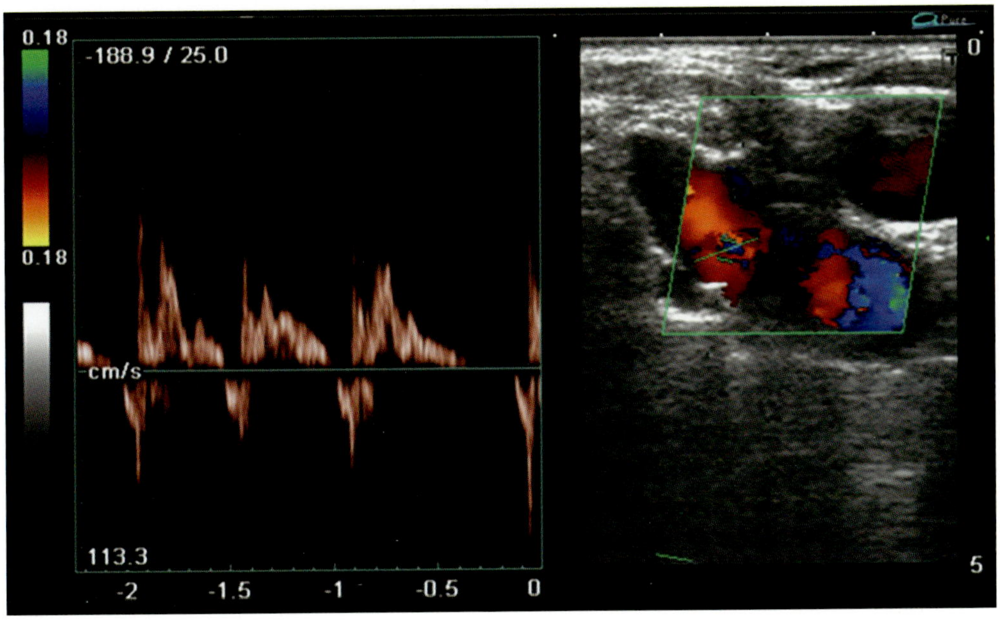

Fig. 8. Curva trifásica de la arteria subclavia.

En un corte transversal y desplazando el transductor lentamente en dirección cefálica puede estudiarse el origen de la arteria vertebral, sitio en el que con mayor frecuencia asientan placas de ateroma.

La identificación de la arteria vertebral se realiza más fácilmente si comenzamos por el segmento V2, tomando como referencia el artefacto de la sombra acústica que generan las apófisis transversas de las vértebras. Se coloca el transductor paralelo al musculo esternocleidomastoideo localizando la ACC, en ese punto, se desplaza en dirección posterolateral manteniendo una ligera inclinación medial. Entre cada apófisis transversa aparece una banda anecoica que corresponde a una porción de la vertebral. Se coloca el modo de color y se determina la velocidad de flujo en cada segmento prestando atención a cualquier variación en la curva de velocidad (Fig. 9). El patrón del espectro Doppler de las vertebrales es de baja pulsatilidad y la velocidad de pico sistólico oscila entre 40 y 70 cm/s.

El segmento V3 se ubica colocando el transductor en posición transversa respecto al musculo esternocleidomastoideo, bajo la apófisis mastoide e inclinado medialmente; la señal de color dibuja la acodadura que origina en la unión atlantooccipital con un segmento en la que el flujo se acerca y otro en el que se aleja (Figs. 10, 11).

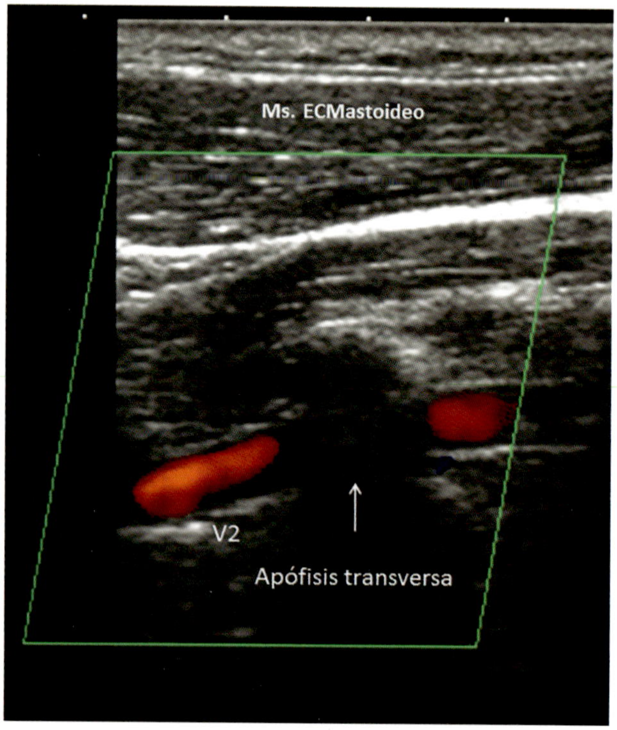

Fig. 9. Segmento V2 de la arteria vertebral. Artefacto la (sombra acústica) generado por de la apófisis vertebral (flecha).

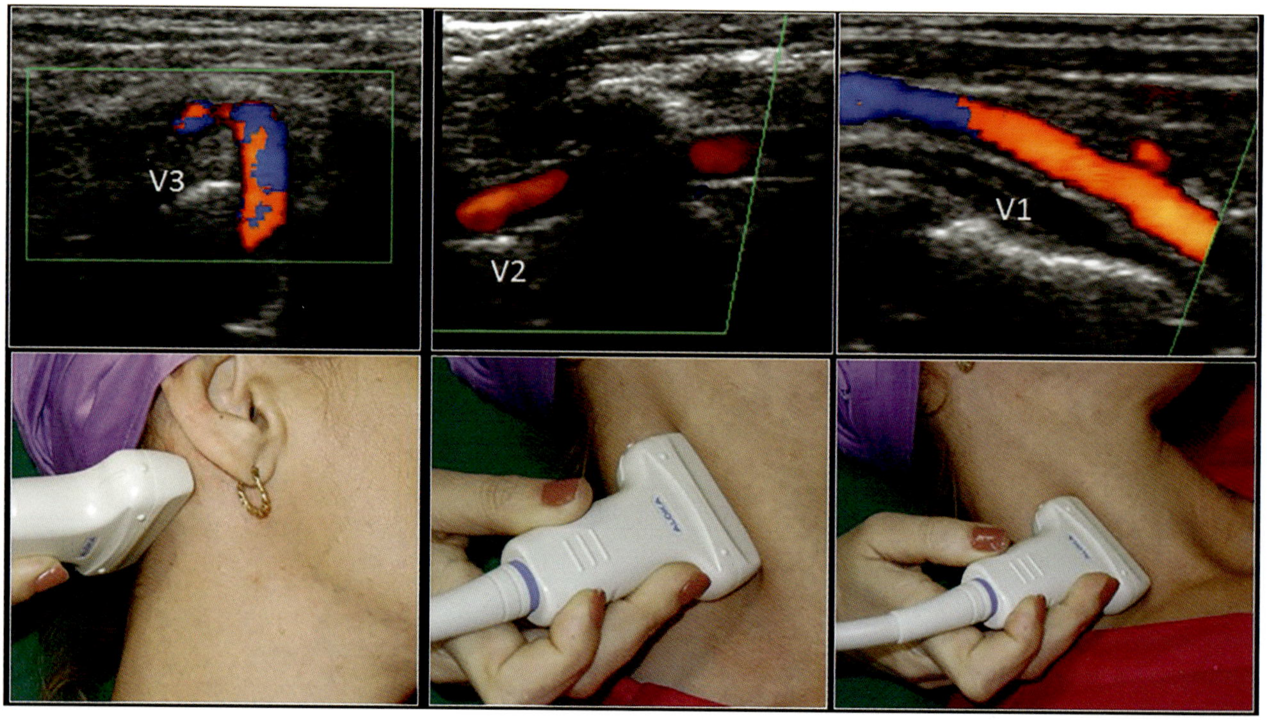

Fig. 10. Posición del transductor para examinar los segmentos de las arterias vertebrales.

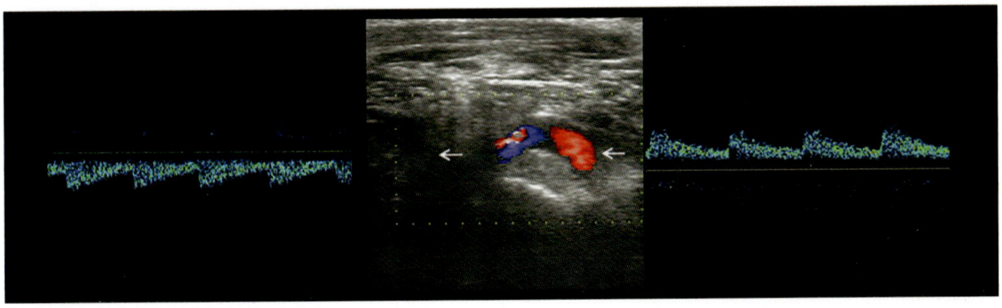

Fig. 11. Dirección de flujo en el segmento v3.

En la exploración de las AV se debe tener presente que generalmente la derecha es hipoplásica. La determinación de la asimetría en el calibre de las arterias vertebrales solo es inequívoca si se coloca el modo de flujo de poder y se mide la columna de color; un error frecuente radica en realizarlo a partir de la determinación de las velocidades de flujo (Fig. 12).

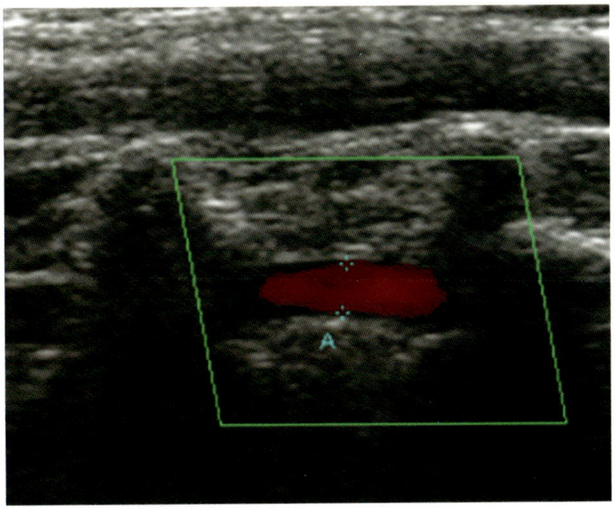

Fig. 12. Mensuración del canal vertebral

En general, se recomienda seguir una secuencia organizada y sistemática al momento de realizar una evaluación sonográfica de los troncos supraaórticos (Tabla 2).

Tabla 2. Recomendaciones para el examen de los troncos supraaórticos.

- Seguir siempre una misma secuencia de exploración.
- Evaluar todo el eje carotídeo y vertebral.
- Estudiar cada vaso en toda su extensión posible; primero en el modo B y luego en el modo de color y Doppler pulsado.
- Mantenga el ángulo de insonación lo más cercano a 60 grados, sin excederlo.
- Prestar atención a las características de las curvas Doppler. Una curva amortiguada y/o pulsátil puede ser expresión de una estenosis distal.

Referencias

1. Satomura S. Ultrasonic Doppler method for the inspection of cardiac function J ,Acoust Soc Am 1957, 29, 1181-85.

2. Kaneko Z., Koniuta K. Kotani H, Satomura S. Studies on peripheral circulation with ultrasonics (I) , abstract of the 65th Meeting of Kinki Psychiat. Neurol. Society (feb 21, 1959). Psychiat Neurol Jpn 1959,61, 2140.

3. Kaneko Z, Komuta K, Kotani H, Satomura S. Studies on ultrasonic blood-rheograph. Brain and Nerve 1960, 12. 92 1-935.

4. Kaneko Z, Kotani H, Komuta K, Satomura S. Studies on penpheral circulation by Ultrasonic Blood-Rheograph Jpn Circ.J 1961, 25: 203-13.

5. Baker JD; Del Banco TL; Price JB and MacAllister FF: Experimental study of murmurs in stenotic arteries. Surgery. 1966; 59:88-93.

6. Beach KW. D. Eugene Strandness, Jr, MD, and the revolution in noninvasive vascular diagnosis: part 1: foundations. J Ultrasound Med. 2005;24(3):259-72.

7. Hamper UM, DeJong MR, Caskey CI, Sheth S. Power Doppler imaging: clinical experience and correlation with color Doppler US and other imaging modalities. Radiographics. 1997;17(2):499-513.

Capítulo 4
Dúplex color transcraneal

Claudio E. Scherle Matamoros

4.1 Desarrollo e introducción en la medicina

Los primeros intentos de aplicar el ultrasonido modo B al estudio del cerebro fueron realizados en Viena en el año 1947, por el neurólogo Karl Theo Dussik y su hermano el físico Fritz Dussik (1). Inspirados en trabajos sobre la aplicación del ultrasonido en la exploración submarina, desarrollaron un aparato capaz de generar imágenes de la cabeza y el cerebro. El método fue llamado hiperfonografía, pero no fue aceptado como herramienta para el diagnóstico por la escasa calidad de las imágenes a consecuencia de la atenuación que ofrecía el cráneo al paso de las ondas de ultrasonido (2).

En la década de 1950, se introduce la ecoencefalografía, técnica que hizo posible la localización de algunas estructuras de la línea media del cerebro (3,4), y a finales de los 1970 se había conseguido estudiar el parénquima cerebral en niños con ecografía bidimensional a través de las fontanelas aún abiertas (5). Posteriormente, en el año 1993, Becker y Bogdahn describieron los hallazgos sonográficos de la anatomía cerebral (6) y unas de las primeras aplicaciones clínicas en que se utilizó fue en el diagnóstico y seguimiento de la recidiva de lesiones expansivas intracraneales (7).

4.2 Consideraciones generales

El dúplex transcraneal codificado en color (DTCC) en contraste con el DTC, al combinar el modo B con el color y el Doppler, ofrece la posibilidad de visualizar detalles de las estructuras óseas intracraneales, del parénquima y del trayecto de estructuras vasculares, arteriales o venosas (8). A partir de la corrección del ángulo de insonación, el DTCC permite examinar de forma fiable las condiciones de flujo en cada punto seleccionado de un vaso sanguíneo, lo que resulta especialmente útil para el reconocimiento de trayectos tortuosos que originan aumentos de la velocidad de flujo en los que se requiere excluir una estenosis. Visto de otro modo, el DTCC ofrece la posibilidad de identificar con precisión las diferentes estructuras vasculares al combinar la información anatómica con la hemodinámica, pero a diferencia del dúplex cervical carece de resolución para poder evaluar las características de la pared arterial.

4.3 Parámetros de la técnica

Si existe una ventana craneal temporal idónea el examen con el dúplex se facilita por la visualización de estructuras intracraneales, lo que quiere decir que no es completamente operador dependiente, pero requiere de un equipo bien ajustado, con buena resolución de imagen y color.

La calidad de la imagen intracraneal es el resultado de una adecuada configuración de la potencia, de la ganancia, del rango dinámico y de la colocación del foco que entre 6 y 8 cm de profundidad (Fig. 1).

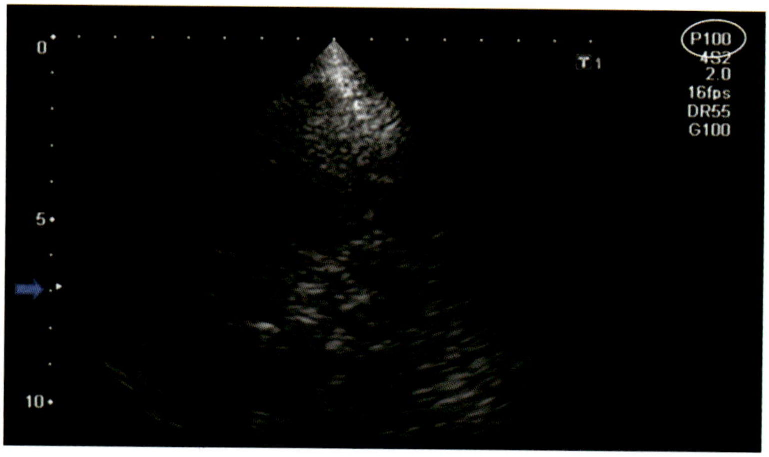

Fig. 1. Plano mesencefálico; foco colocado a 7 cm de profundidad (flecha azul). Potencia 100 % (círculo blanco en el extremo superior izquierdo de la foto).

La potencia es la fuerza con la cual los elementos piezoeléctricos del transductor vibran; para el dúplex tiene su expresión en el índice mecánico (IM) (9). El incremento del IM le imprime mayor fuerza a la señal de retorno y con ello mejora la adquisición de la imagen. En la actualidad, la potencia de los equipos de ultrasonido es ajustada para evitar el efecto biomecánico sobre los tejidos examinados; para el estudio transcraneal es necesario colocarla en el 100 %. Si la imagen obtenida es de buena calidad se puede disminuir para evitar dañar el transductor y prolongar así su vida útil.

La manipulación de la función de ganancia (amplificación de la señal recibida) permite ajustar la relación entre la señal y el ruido de fondo (Fig. 2); los mejores resultados se obtienen con una ganancia media mientras que al aumentarla se distorsiona la imagen, se reduce la resolución y aumenta el ruido de fondo.

Cuando la ganancia es baja es posible que no se registren o representen los ecos más débiles que provienen del borde del haz de ultrasonido y la imagen en la pantalla puede parecer estrecha; al aumentar la ganancia se registran los ecos más periféricos, el ancho del haz es mayor, mejorando así la resolución lateral y la información anatómica (Fig. 2). También es posible ajustar la ganancia en función de la profundidad para visualizar mejor una estructura determinada (Fig. 3).

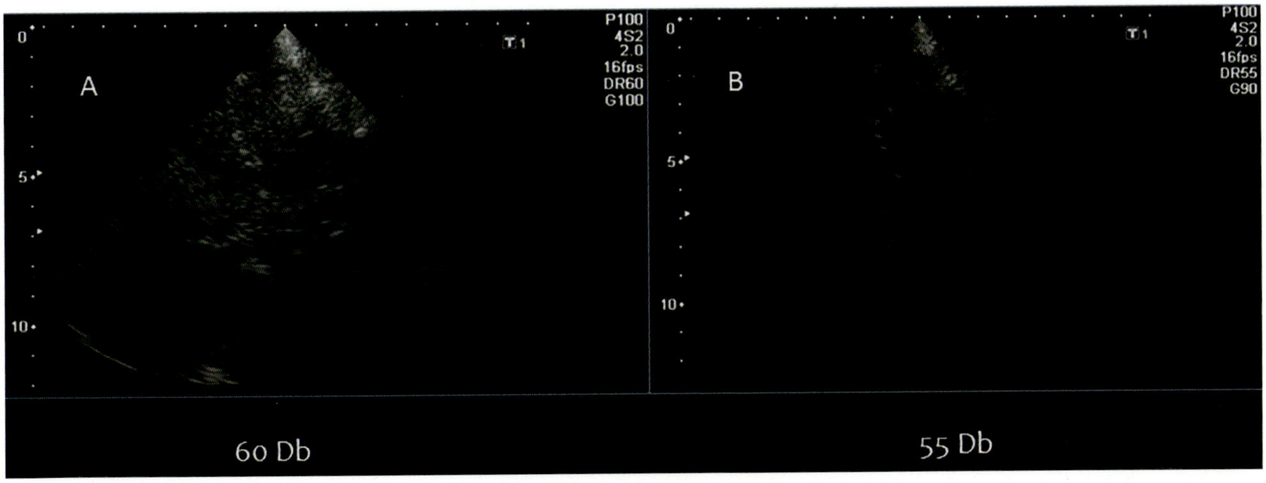

Fig. 2. Plano mesocefálico (modo B). A: Ganancia normal. B: Ganancia baja.

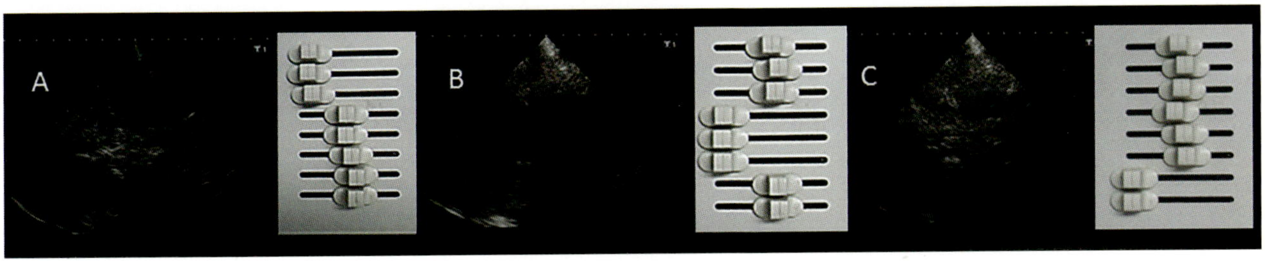

Fig. 3. Plano mesencefálico (Modo B). Ajuste de la ganancia en función de la profundidad.

Para la obtención de imágenes de flujo con el color es necesario ajustar la ganancia, la frecuencia de repetición de pulsos (FRP) y ubicar adecuadamente el foco a la altura de la estructura anatómica que se quiere estudiar; si la ganancia es alta la imagen de flujo puede verse sobreestimada y no es posible definir bien el trayecto del vaso causando la sensación de que el color desborda la superficie de éste, simulando que la sangre se extravasa a los tejidos circundantes (Fig. 4). Por otro lado, la selección correcta de la FRP nos permite obtener una imagen más homogénea del recorrido

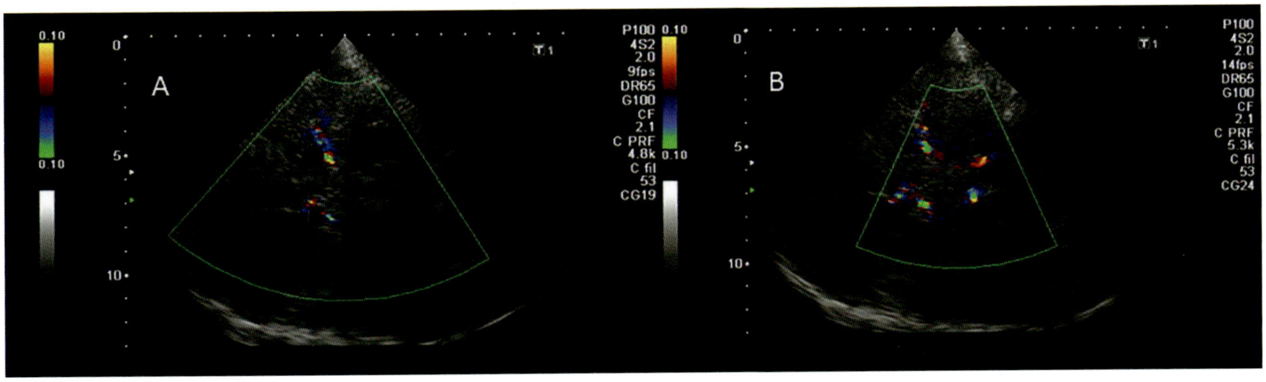

Fig. 4. Plano mesencefálico. Ajuste de la ganancia del color.

del vaso y detectar variaciones en la velocidad del flujo en trayectos tortuosos o estenóticos; si está situado en un nivel bajo se generan cambios en el color que simulan variaciones en la velocidad de flujo. El ajuste también puede realizarse en relación con las características del flujo del vaso, una vena por tener menor velocidad de flujo requiere una FRP más bajo que una arteria.

El ajuste del color es importante no solo para visualizar adecuadamente el trayecto de un vaso, sino que también nos orienta en la colocación del volumen muestra del Doppler y en la corrección del ángulo del transductor respecto al eje longitudinal del vaso.

Para el Dúplex transcraneal se usa un transductor sectorial *phased array* de 2-3,5 MHz, utilizado en cardiología para la ecografía transtorácica. Este tiene la ventaja de tener una pequeña superficie de contacto que se ajusta muy bien a las características de las ventanas craneales. El volumen muestra recomendado para obtener una buena relación entre señal y ruido oscila entre 5 y 10 mm.

4.4 Técnica del examen, ventanas y planos de insonación

Las ventanas anteriormente descritas para el DTC, la posición del enfermo y el examinador son las mismas para el DTCC (véase capítulo 2, Tabla 1).

Tabla 1. Recomendaciones para el estudio transcraneal con Dúplex color.
• Colocar abundante gel conductor entre la piel y el transductor.
• Los detalles anatómicos lobulares se visualizan mejor desde la ventana temporal contralateral.
• Fijar inicialmente un volumen muestra amplio para identificar las estructuras vasculares.
• Las estructuras vasculares se examinan mejor desde la ventana ipsilateral.
• Iniciar el estudio por la ventana temporal en un corte axial a nivel de mesencéfalo.

Ventana temporal

Plano mesencefálico

Debe aplicarse una cantidad suficiente de gel para asegurar una adecuada conducción del ultrasonido entre la superficie del transductor y la piel. El estudio se inicia colocando el transductor en paralelo y por encima del arco cigomático, desplazándolo hacia atrás lentamente con una leve orientación hacia la órbita hasta encontrar la mejor ventana temporal en la que es posible identificar los detalles anatómicos del plano mesencefálico (Fig. 5).

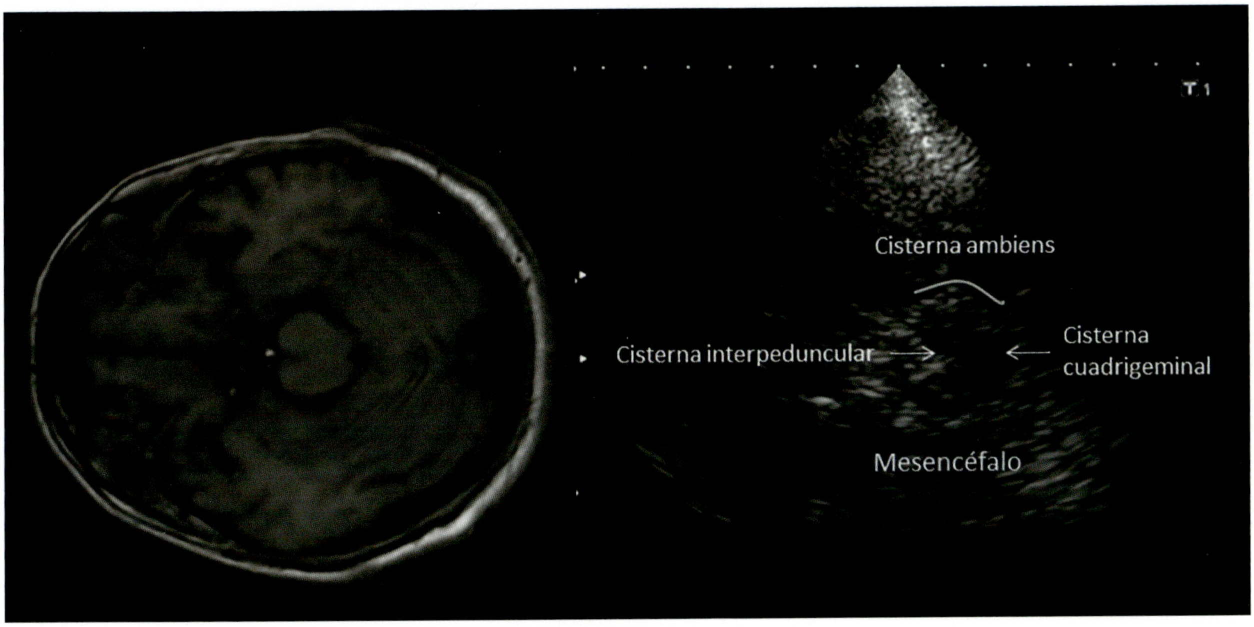

Fig. 5. Plano axial mesencefálico.

Los pedúnculos cerebrales se destacan como estructuras hipoecogénicas, con forma bilobulada. En dirección dorsal, se ubica a ambos lados la sustancia negra como una estructura que aumenta su ecogenicidad con el aumento de la edad y en la enfermedad de Parkinson. En el centro se localiza el acueducto de Silvio, redondeado y ecogénico, seguido por los colículos superiores de la lámina cuadrigémina (Fig. 6).

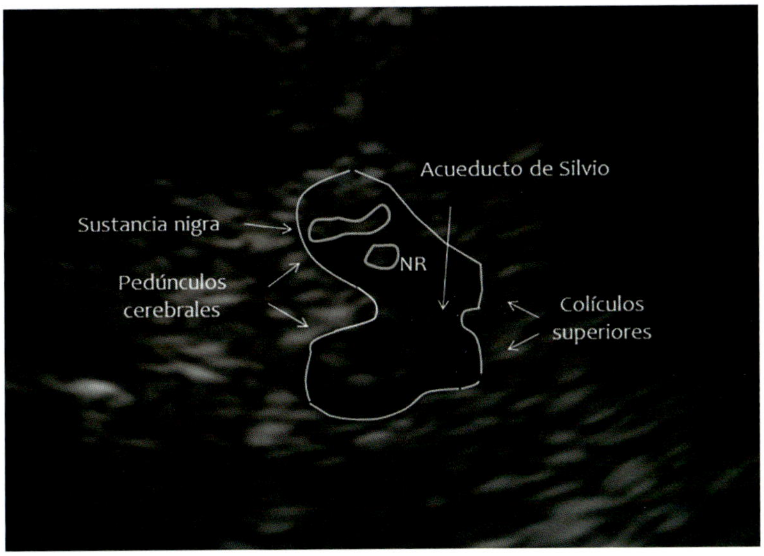

Fig. 6. Detalles anatómicos del mesencéfalo.

Imagen Doppler a color

Una vez identificado el mesencéfalo, en el mismo plano e inclinando ligeramente el transductor hacia la base del cráneo, es posible reconocer algunas estructuras óseas que nos orientan el nivel correcto para localizar el polígono de Willis (Fig. 7).

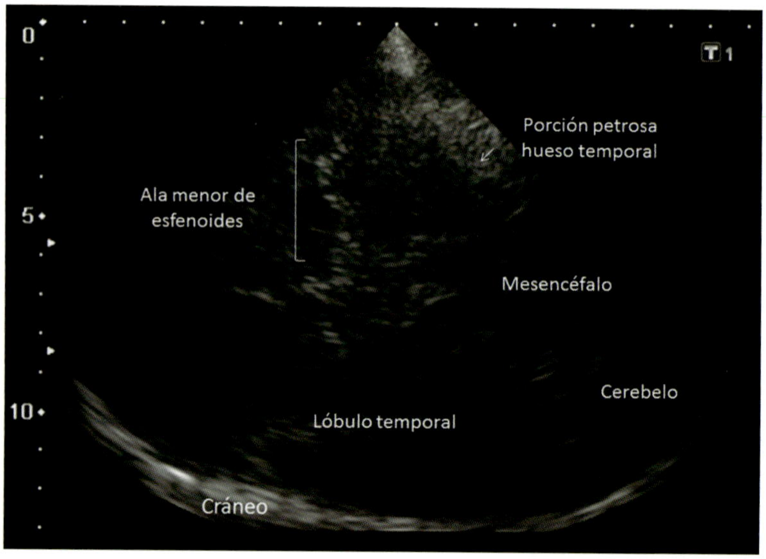

Fig. 7. Detalles óseos de la base del cráneo. Plano mesencefálico.

Se selecciona la modalidad del color para obtener una representación en tiempo real de los cambios de frecuencia que se producen dentro de la ventana Doppler. En algunos enfermos, es posible visualizar todos los detalles del polígono de Willis en una misma ventana sin variar la inclinación del transductor; en la situación contraria es necesario evaluar por separado los vasos de la circulación anterior de los posteriores o incluso puede ser que tengamos que seguir un vaso por segmentos pequeños.

El estudio comienza por la porción terminal de la arteria carótida interna (TICA) que se localiza entre 60 y 70 mm de profundidad, la velocidad media normal es de 39 ± 9 cm/s y la dirección de flujo depende de la configuración anatómica de la arteria. Para examinar el resto de las arterias de la circulación anterior, se angula ligeramente el transductor en dirección cefálica para buscar el ala menor del esfenoides que nos sirve de referencia para localizar el trayecto del M1 de la arteria cerebral media (ACM) (Tabla 2).

Con el color, el segmento M1 se visualiza en rojo en un rango de profundidad entre 30 y 65 mm (Tabla 12). El segmento M2 usualmente se distingue en rojo, pero pueden aparecer en azul (más cercano al transductor) al angularse sobre la ínsula (Fig. 8). Es importante destacar que con el envejecimiento el segmento M1 tiende a tener un curso descendente; mientras que en menores de 20 años es ascendente, lo que nos obliga a variar la inclinación de la sonda en correspondencia con la edad del enfermo para poder seguir el recorrido del vaso, esto último es aplicable también al examen con DTC.

Tabla 2. Valores de referencia para las arterias intracraneales (10).

Ventana	Arteria	Profundidad (mm)	Velocidad media de flujo (cm/s)
Transtemporal	Cerebral media	30-65	62 ± 12
	Cerebral anterior	60-80	50 ± 11
	Carótida interna terminal	60-70	39 ± 9
	Cerebral posterior	55-80	39 ±10
Transorbital	Oftálmica	40-60	21 ± 5
	Sifón carotídeo	60-80	47 ±10
Suboccipital	Vertebral	40-80	38 ± 10
	Basilar	>80	41 ± 10
Submandibular	Carótida interna distal	35-70	37 ± 9

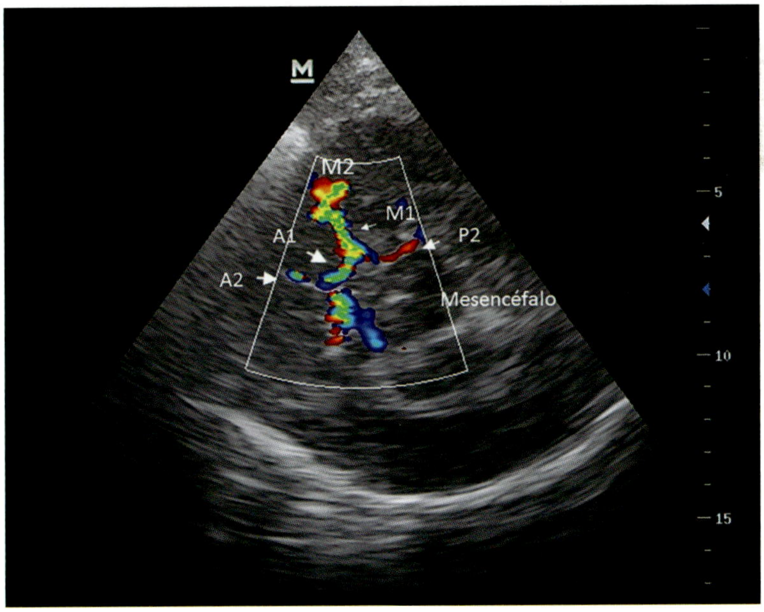

Fig. 8. Plano mesencefálico, modo de color. Se identifican los diferentes segmentos de las arterias cercanas al transductor.

Inclinando ligeramente el transductor en dirección cefálica se visualiza la arteria cerebral anterior (ACA) en azul a una profundidad entre 60-80 mm. Los vasos de la circulación posterior se alcanzan con una ligera inclinación posterior y caudal del transductor tomando como referencia los pedúnculos cerebrales. El segmento P1 de la arteria cerebral posterior (ACP) habitualmente se encuentra entre 55 y 80 mm de profundidad, bordeando los pedúnculos cerebrales; en la porción inicial el flujo se dirige hacia el transductor, por lo que la señal se visualiza en rojo, con una velocidad promedio de 39 ± 10 cm/s. El segmento P2 inmediatamente después de la arteria comunicante posterior (ACoP) tiene una pequeña porción en que el flujo aparece en rojo antes de dirigirse hacia la cisterna ambiens, en que la dirección de flujo cambia para alejarse apareciendo entonces en color azul e incluso puede tener una porción en que el color se acerca al transductor y luego se aleja (azul). A diferencia de la ACoA que es muy corta, la ACoP tiene un trayecto más largo que con frecuencia puede ser visto en color azul; la velocidad de flujo es de 36 ± 15 cm/s. En casos en que no se logre ver su trayecto, el flujo de poder puede ayudar a localizarla.

Plano coronal transtemporal

A partir del corte axial mesencefálico, girando el transductor en 90 grados, se accede a un plano craneocaudal de los vasos que tienen su recorrido en ese sentido. El plano anterior facilita la exploración casi completa de la porción intracraneal de la ACI y permite distinguir la porción terminal de C1 del origen de la ACM y la ACA. En el plano posterior podemos evaluar la AB y distinguir entre P1 y la arteria cerebelosa superior (Fig. 9).

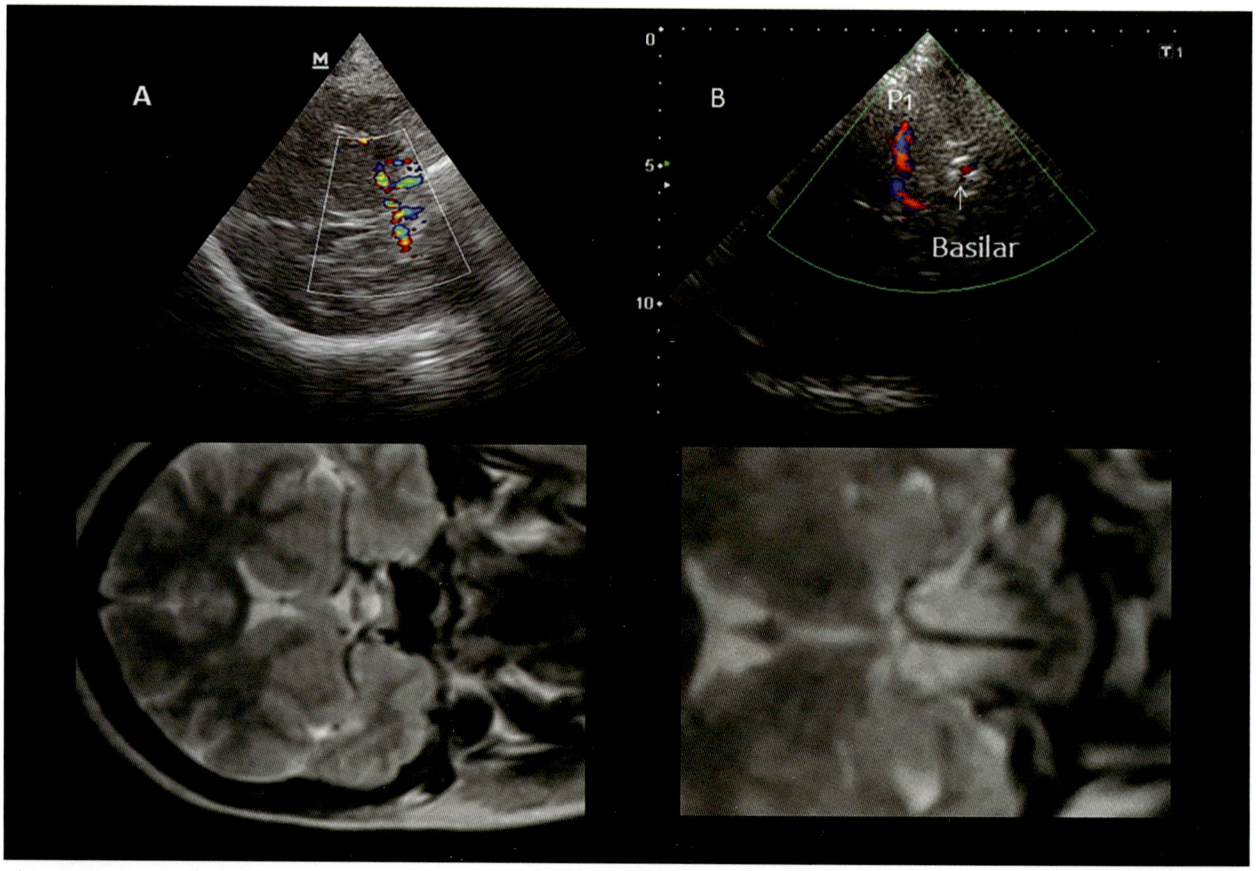

Fig. 9. Plano coronal. A: Plano anterior o carotídeo; B: Plano posterior o basilar.

Plano pontino

Inclinando el transductor en sentido caudal entre 10 y 20 grados es posible identificar el plano pontino alto y bajo. Los detalles óseos de la base del cráneo que nos ayudan a orientarnos se muestran en la Fig. 7; en sentido anterior encontramos el esfenoides y hacia atrás la porción petrosa de hueso temporal en la fosa media y el cerebelo hipoecogénico. En el modo de color se reconoce la porción distal de la basilar y el segmento C1 de la ACI, en los dos casos el sentido del flujo sanguíneo es hacia el transductor (Fig. 10).

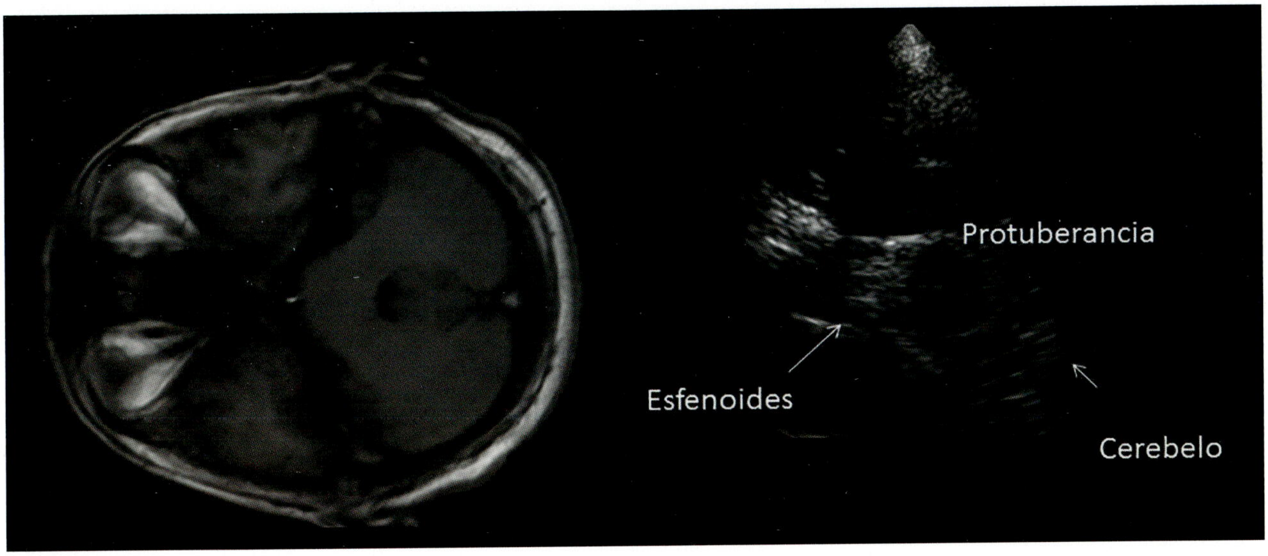

Fig. 10. Plano protuberancial alto; correlación con un corte de imagen por resonancia magnética (T1).

Plano talámico

Conservando la orientación orbitomeatal, descendemos algo en altura el transductor y lo inclinamos aproximadamente 10 grados en sentido cefálico por encima del mesencéfalo.

Los tálamos aparecen como dos estructuras hipoecoicas que bordean el tercer ventrículo. En este plano, la glándula pineal puede verse ecogénica por detrás del ventrículo (Fig. 11).

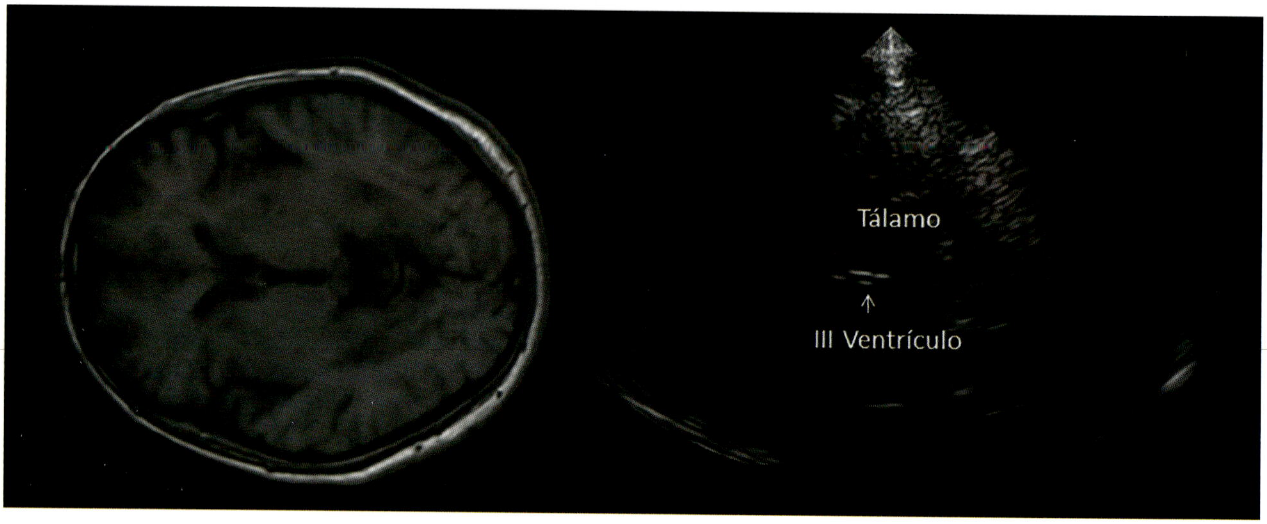

Fig. 11. Plano Talámico. Comparación del plano ventricular con DTCC con un corte aproximado en la IRM con técnica de T1.

Plano ventricular

Con una inclinación mayor, de 10 grados sobre los tálamos, se alcanza el plano ventricular. En el ubicamos el tercer ventrículo como dos líneas ecogénicas en el centro, hacia adelante la cabeza de los núcleos caudados, el trígono y los cuernos frontales de los ventrículos laterales (Fig. 12).

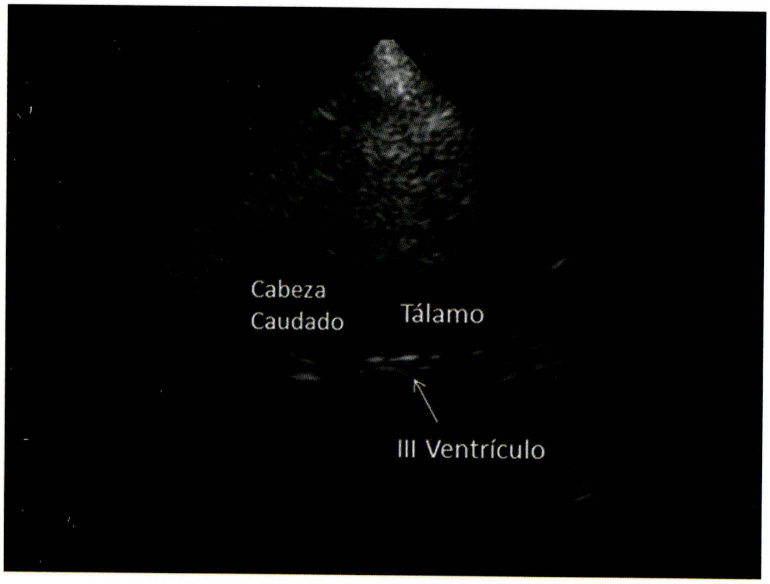

Fig. 12. Plano ventricular.

En niños, la evaluación del sistema ventricular con dúplex, a través de la fontanela anterior, es una técnica bien estandarizada (11). En adultos la mensuración del tamaño del tercer ventrículo con el dúplex es útil para el seguimiento de enfermos con riesgo de hidrocefalia en el curso de afecciones como la hemorragia subaracnoidea. Comparado con otras técnicas de imagen el coeficiente de correlación varía entre 0,83 y 0,96 (12). La medida promedio aceptada en el adulto es de 3,97 ± 2,58 mm, pero en algunos trabajos lo consideran normal hasta 7 mm (Fig. 14). En 45 pacientes evaluados por nosotros, con una media de edad de 59,6 años (rango entre 19-90 años) el tamaño medio fue de 5,4 ± 2,3 mm y en el 75 percentil fue de 7 mm; la correlación lineal con la TC fue de 0,937 (13).

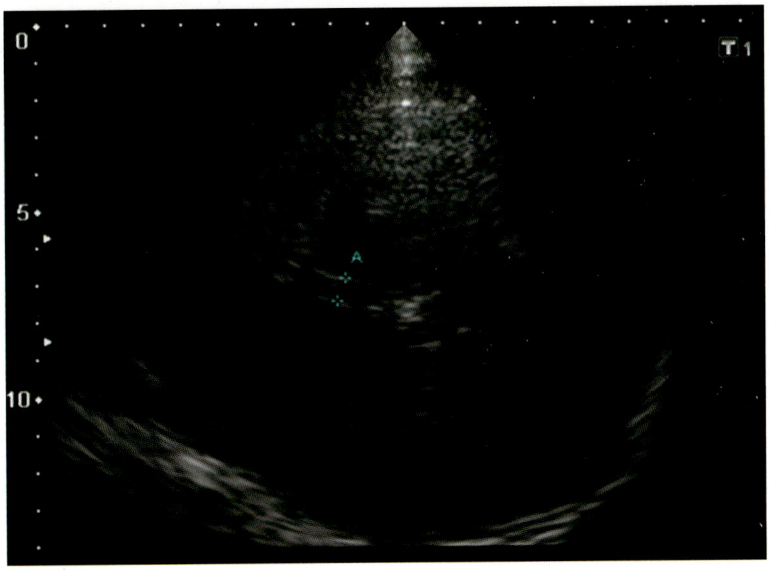

Fig. 13. Mensuración del tercer ventrículo. Las dos líneas ecogénicas corresponden a las paredes mediales de los tálamos.

Ventana suboccipital o transforaminal

El transductor se coloca entre la protuberancia occipital y la apófisis espinosa de la primera vértebra cervical; para alcanzar el plano inferior el haz de ultrasonido se dirige hacia el Nasion y hacia la eminencia frontal para conseguir el plano superior o distal. Los bordes del agujero magno se identifican como un anillo hiperecoico seguido del clivus. Es conveniente comenzar el estudio con el color por la porción superior de la AB a una profundidad entre 9-12 cm.

Disminuyendo la inclinación al plano medio e inferior, la porción intracraneal de las arterias vertebrales (AV) aparece como una Y con la base dirigida hacia el agujero magno; entre 60-80 mm de profundidad (Fig. 14).

Si la ventana es bien permeable y el equipo está bien ajustado es posible ver las arterias cerebelosas posteroinferiores (PICA) y la porción distal de la basilar (Fig. 15).

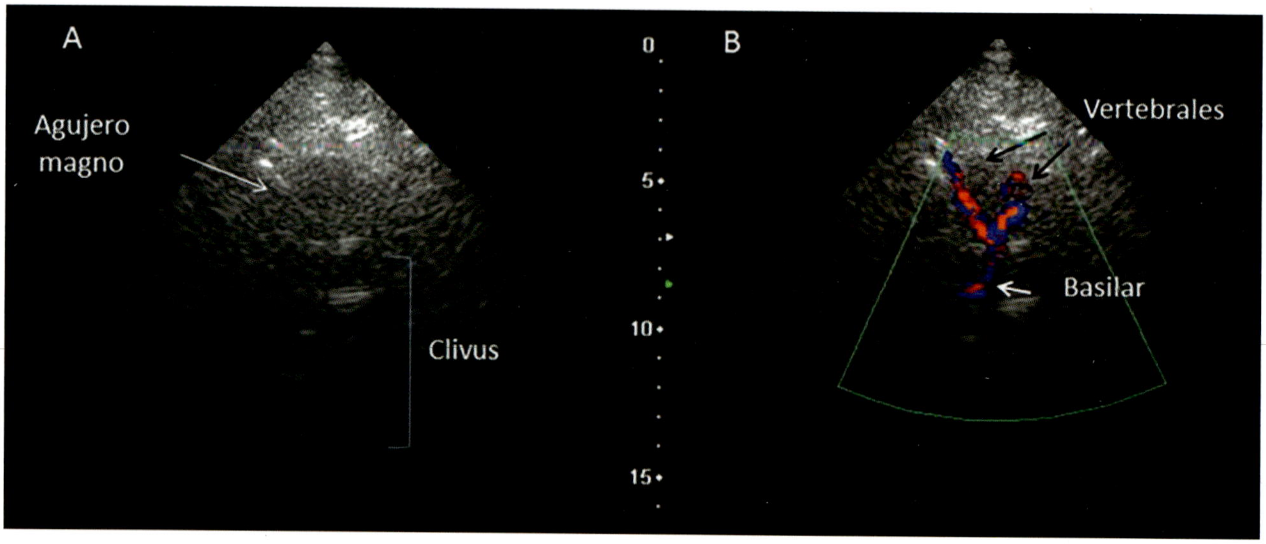

Fig. 14. Detalles anatómicos de la ventana occipital: A: Óseos. B: Arterias vertebrales y la basilar (entre 70-90 mm).

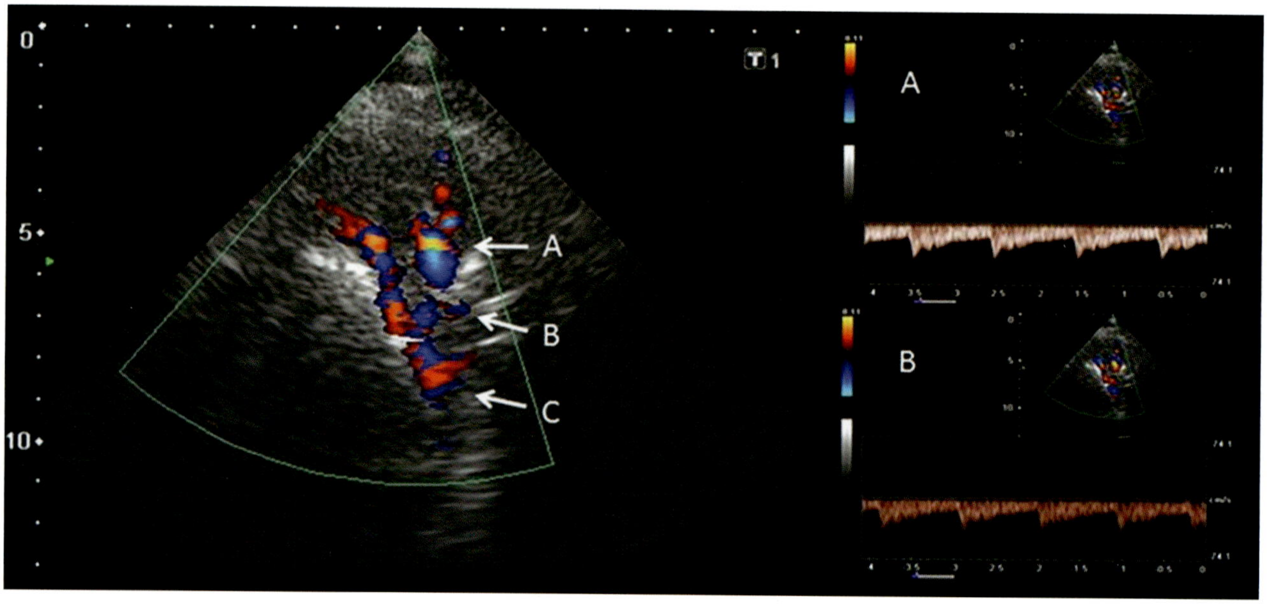

Fig. 15. A: Segmento V4 de la arteria derecha. B: Origen de la arteria cerebelosa posteroinferior derecha. C: Arteria basilar en su porción media.

Ventana orbitaría

La exploración transorbitaria debe realizarse con el enfermo en posición supina y la cabeza elevada de 20 a 30 grados. Por razones de seguridad, para no dañar estructuras de la órbita o la retina, el IM debe reducirse a 2 o la potencia del equipo debe situarse entre un 10-15 % (17 MW/cm^2). Para el estudio puede emplearse un transductor lineal de 7,5 MHz o multirrango, o un sectorial *phased array* de 2-3,5 MHz para acceder a las estructuras posteriores de la órbita.

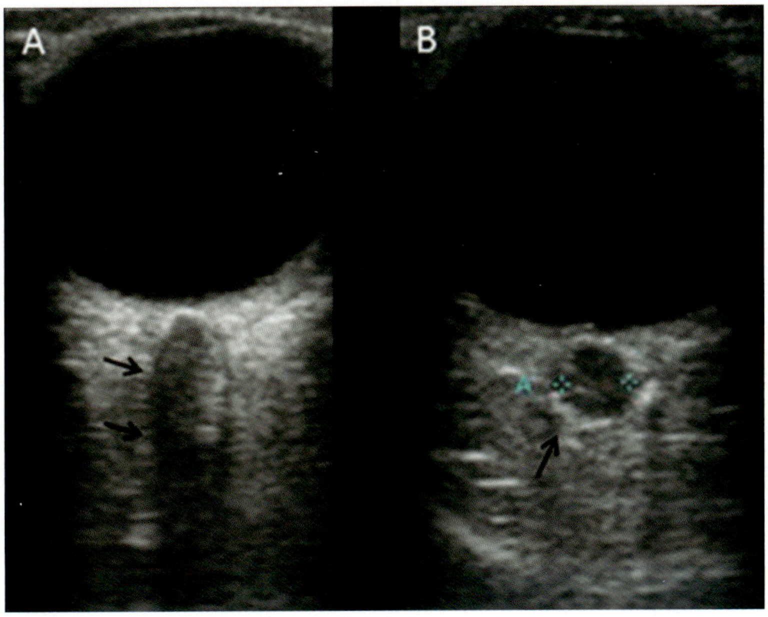

Fig. 16. A: Corte axial del globo ocular, mostrando el nervio óptico en su recorrido longitudinal. B: Corte transversal del nervio óptico (flecha negra).

Con los párpados cerrados, se aplica una capa fina de gel de ultrasonido sobre el transductor que luego es colocado en el lado temporal del ojo en posición transversa al eje longitudinal del cuerpo, para alcanzar un plano axial del globo ocular, la papila y el nervio óptico en su curso longitudinal (Fig. 17A). Si se quiere obtener un corte transversal del nervio óptico, una vez ubicado se desplaza el transductor sobre el párpado inferior, inclinando el haz de ultrasonido en sentido cefálico, casi perpendicular a la cara (Fig. 17B). En todo momento debe evitarse presionar el globo ocular para no causar dolor o modificar la presión intraocular y evitar así variaciones hemodinámicas arteriales o venosas.

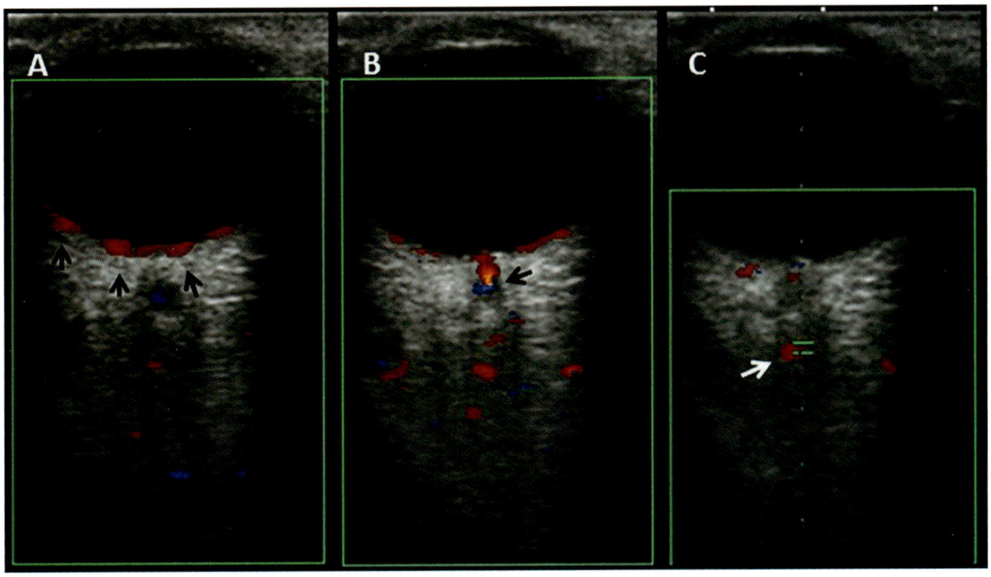

Fig. 17. Corte axial del globo ocular. A: Ciliares posteriores (flechas negras). B: Arteria central de la retina (flecha negra). C: Arteria central de la retina en su origen (flecha blanca).

Las estructuras vasculares retrooculares se estudian mejor con el transductor de baja frecuencia (2-3,5 MHz) y los pequeños vasos de la órbita con el lineal de 7,5 MHz o multirrango, ya que su poder de penetración en los tejidos es menor. Las arterias accesibles al estudio transorbitario son la central de la retina, la oftálmica y las ciliares posteriores que se representan en rojo en la base del globo ocular. En azul se registran los flujos que se alejan, en este caso la vena central de la retina y la oftálmica (Fig. 17).

Los valores de la velocidad de pico sistólico y diastólico pueden variar con la edad y en algunas condiciones patológicas (Tabla 3). En todo caso es recomendable comparar la velocidad de flujo de las dos arterias oftálmicas para detectar asimetrías, y evaluar la dirección de flujo que puede variar en el contexto de una estenosis u oclusión de la carótida ipsilateral, como mecanismo de compensación colateral.

Tabla 3. Efecto de algunas condiciones médicas sobre los parámetros de flujo de las arterias orbitarias.

Condición	Efecto		
	VPS	VFD	Índice de resistencia
Edad	=	↓	↑
Hipertensión arterial	↑	↑	↑
Diabetes mellitus	↓	↓	↑
Glaucoma	=	↓	↑
Habito fumar	↓	=	↓
Enfermedad de pequeño vaso	↓	↓	↑
EPOC	↑	↑	↑

VPS: velocidad de pico sistólica; VFD: velocidad de flujo diastólica; EPOC: enfermedad pulmonar obstructiva crónica.

Referencias bibliográficas

1. Dussik KT. Über die Möglichkeit, hochfrequente mechanische Schwingungen als diagnostisches Hilfsmittel zu verwerten Z Ges Neurol Psychiat 1942;174:153-68.

2. Dussik KT, Dussik F, Wyt L. Auf dem Weg zur Hyperphonographie des Gehirns Wiener Medizinische Wochenschrift 1947;97: 425-29.

3. French LA, Wild JJ, Neal D. The experimental application of ultrasonic to the localization of brain tumors. Journal of Neurosurgery 1951; 8:198-203.

4. Bartels E. Transcranial color-coded ultrasonography. V. Babikian, L. Wechsler (Eds.), Transcranial doppler ultrasonography, Butterworth-Heinemann, Boston (1999), pp. 271-284.

5. Babcock DS, Han BK, LeQuesne GW. B-mode gray scale ultrasound of the head in newborn and young infant. American Journal of Neuroradiology 1980;1:181-92.

6. Becker G, Bogdahn U. Transcranial color-coded real-time sonography. In: Babikian VL, Wechsler LR, editors. Transcranial Doppler Ultrasonography. St. Louis, MO: Mosby Yearbook, 1993:51-60.

7. Becker G, Perez J, Krone A, Demuth K, Lindner A, Hofmann E, et al. Transcranial color-coded realtime sonography in the evaluation of intracranial neoplasms and arteriovenous malformations. Neurosurgery 1992;31:420-8.

8. Behnke S, Becker G. Sonographic imaging of the brain parenchyma. European Journal of Ultrasound 2002;16:73-80.

9. Castro NM, Álvarez OM, Huerta MG, Andrade EH. Principios físicos, metodología, consistencia y seguridad del ultrasonido Doppler en la evaluación fetoplacentaria. Ginecol Obstet Mex 2007;75(10):621-9.

10. Aaslid R, Markwalder TM, Nornes H. Noninvasive transcranial Doppler ultrasound recording of flow velocity in basal cerebral arteries. JNeurosurg 1982;57(6):769-74.

11. Gupta P, Sodhi KS, Saxena AK, Khandelwal N, Singhi P. Neonatal cranial sonography: A concise review for clinicians. J Pediatr Neurosci 2016;11(1):7-13.

12. López-Hernández N, García-Escrivá A, Moltó-Jordá JM. Estudio del diámetro del ventrículo III mediante dúplex transcraneal. Neurología 2007;22(8):507-10.

13. Scherle Matamoros CE. Comparación del diámetro del III ventrículo mensurado por dúplex transcraneal y tomografía computada de cráneo. Rev Mex Neuroci 2014; 15(4):197-200.

Parte II:
Aplicaciones

Capítulo 5
Ictus isquémico en fase aguda

Claudio Enrique Scherle Matamoros

En la fase aguda del ictus isquémico, la aplicación de las técnicas de ultrasonido ha resultado de especial utilidad en la evaluación inicial del enfermo, en la clasificación etiológica y en la planificación terapéutica inmediata (Tabla 1).

El conocimiento del estado de la hemodinámica vascular en el período inicial de la isquemia cerebral tiene implicaciones pronósticas relevantes; así la persistencia de una oclusión arterial durante horas representa un potente predictor de dependencia o muerte a los tres meses de evolución y la recanalización precoz predice una mayor probabilidad de una evolución favorable y de menor discapacidad. Por otro lado, la confirmación inmediata de la causa del ictus facilita la adopción de medidas terapéuticas específicas con fines de iniciar la prevención secundaria.

El Doppler transcraneal (DTC) y el dúplex transcraneal codificado a color (DTCC) han demostrado una excelente correlación diagnóstica con la arteriografía a la hora de definir la existencia de una oclusión arterial (1). A diferencia de la angiorresonancia magnética (RM), no exigen de una total colaboración del paciente y, en contraste con la angiotomografía cerebral (angio-TC), proporcionan información en tiempo real sobre el estado del vaso y de la circulación intracraneal. Tienen la ventaja adicional de poder realizarse simultáneamente con la exploración neurológica y durante la extracción de sangre para exámenes complementarios, además de que no requieren del traslado del paciente al departamento de Imagenología (2).

El carácter inocuo de la exploración y la posibilidad de ser realizado por el médico tratante, permiten monitorizar el efecto del tratamiento trombolítico y tomar decisiones en función del resultado observado. Adicionalmente, la aplicación de la trombólisis farmacológica simultáneamente con el ultrasonido potencia su efecto terapéutico (3).

Tabla 1. Aplicaciones del examen con DTC y Dúplex TC en el ictus isquémico agudo.

- Localización de oclusiones y estenosis arteriales.
- Gradación del flujo residual en el vaso parcialmente ocluido.
- Identificación de las vías de colateralización.
- Monitorización de la recanalización arterial.
- Detección de émbolos (DTC).
- Sonotrombólisis.

5.1 Detección de oclusiones arteriales

Durante las primeras seis horas del inicio de los síntomas es posible detectar una oclusión arterial en más del 70 % de los pacientes con ictus isquémico, la mayoría ocurre en vasos intracraneales. Aunque estos datos proceden de investigaciones basadas en angiografía por sustracción digital, los estudios realizados con DTC muestran cifras bastantes equiparables y su resultado al compararse con la angiografía tiene una sensibilidad de 80 % y una especificidad mayor de 94 % (1,4).

El principal hallazgo sonográfico representativo de la obstrucción arterial es una onda de flujo atenuada en el segmento donde presuntamente se localiza el trombo. En dependencia de la cercanía del sitio insonado respecto a la localización del coágulo y del grado de permeabilidad del lumen arterial, la onda atenuada varía entre la ausencia hasta diferentes grados de disminución de la señal, o incremento de las velocidades si se produce una estenosis en el proceso de recanalización. Estas variaciones del flujo arterial han sido clasificadas, plasmándose en la escala de flujo residual Thrombolysis in Brain Ischemia (TIBI) que surgió a partir de la adecuación de los grados TIMI (Thrombolysis in Miocardial Ischemia) empleados en cardiología para evaluar el flujo residual en la oclusión de arterias coronarias (5). Así, el TIBI 1 se caracteriza por ondas sistólicas de velocidad y duración variables en el que la diástole está invertida (flujo reverberante). En el TIBI 2 existe aplanamiento de la sístole, de duración variable, y la pulsatilidad es inferior a 1,2. Progresivamente, la sístole va adquiriendo una aceleración normal y la diástole es positiva, pero existe una diferencia mayor del 30 % respecto a la velocidad media de flujo (VMF) con la arteria homóloga (TIBI 3). Si en algún momento de la recanalización persiste un fragmento del coágulo y el calibre del lumen arterial es reducido, se registrarán valores de VMF superiores a 80 cm/s, se mantiene la simetría mayor del 30 % y puede registrarse turbulencia (TIBI 4). Ya en el TIBI 5 la morfología de los sonogramas es normal y la simetría si existiera es inferior al 30 % (5) (Fig. 1).

Las lesiones vasculares susceptibles de intervención con ultrasonidos se han definido como las oclusiones o estenosis del 50 % o más en los segmentos M1 o M2 de la arteria cerebral media (ACM), la arteria carótida interna (ACI), las lesiones arteriales

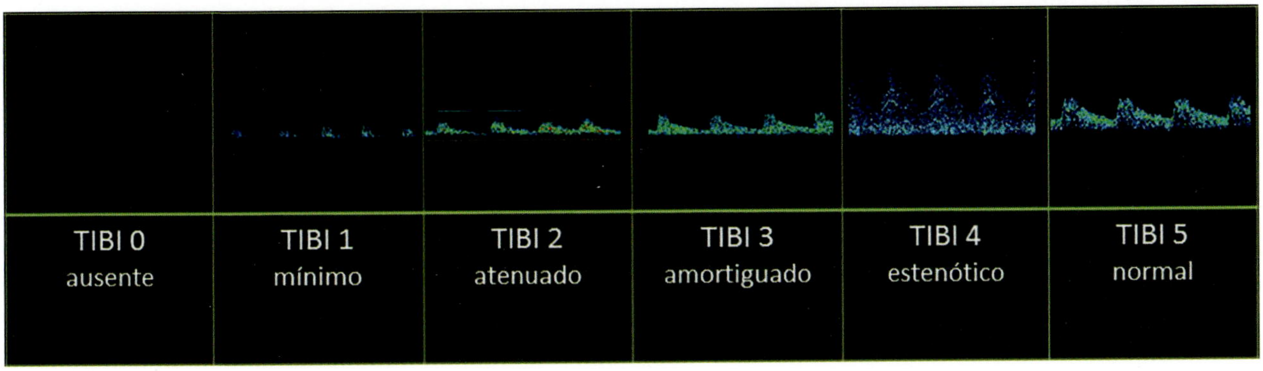

Fig. 1. Grados TIBI.

en tándem carótida interna/cerebral media, en arterias vertebrales y la basilar. Sin embargo, según los resultados de estudios que evalúan la respuesta al tratamiento trombolítico el éxito de la recanalización arterial se modifica con la localización del sitio de la oclusión, por ejemplo: la ACI terminal o la porción proximal de la ACM (M1) se recanalizan en una menor proporción que oclusiones arteriales más distales (M2). Asimismo, los pacientes con ausencia de flujo sanguíneo residual (TIBI grado 0) en el punto de la oclusión tienen una menor probabilidad de recanalización (5).

En los últimos años ha sido desarrollado un protocolo rápido de examen ultrasonográfico neurovascular intracraneal y extracraneal para pacientes con ictus isquémico agudo, en los que se requiere cierto grado de celeridad. Dicho protocolo utiliza de manera conjunta el DTC y el dúplex carotídeo; la secuencia de la prueba es guiada por los hallazgos de la exploración neurológica y su duración es menor de 15 minutos. Aunque es imprescindible revisar los vasos extracraneales con el dúplex, es recomendable comenzar con el DTC, pues lo más probable es que la obstrucción vascular sea intracraneal. Así, la secuencia del estudio se realizará siguiendo la localización anatómica correspondiente a la sintomatología del paciente (6).

Circulación anterior

Para establecer en qué segmento de la ACM se encuentra la oclusión, se considerará la profundidad a la que se detecte la peor señal de flujo residual (grado TIBI más bajo). Así, en pacientes con datos clínicos que sugieran isquemia cerebral en la circulación carotídea es recomendable iniciar el estudio por el lado afectado, a través de la ventana temporal insonando la ACM a 50 mm, si no se detecta señal en esta profundidad, se incrementa la profundidad hasta llegar a 65 mm. Si definitivamente no se encuentra señal de flujo correspondiente a la ACM y se identifica otros vasos, a mayor profundidad, de la porción anterior del polígono de Willis, se puede establecer que existe una oclusión en el segmento proximal de la ACM. Por otro lado, la detección de una tasa < 0,6 entre la velocidad media de la ACM afectada y la ACM contralateral es un indicador de oclusión proximal. Si en cambio se registra flujo en la ACM proximal, se reduce la profundidad hasta identificar si existe algún patrón de flujo atenuado más distal en el segmento M1 o en el M2. Si los sonogramas no tienen variación en cuanto a la velocidad de flujo entonces debemos considerar que el vaso ha recanalizado.

Si la oclusión es distal en el segmento M1 o en una de las ramas de la ACM se detecta entonces un patrón de flujo atenuado y existirá una diferencia mayor de 30 % en los valores del pico sistólico entre los segmentos proximales de las dos cerebrales medias. El diagnóstico indirecto de esta situación puede realizarse si la velocidad en el segmento M1 de la ACM es menor que la velocidad en el segmento A1 de la ACA. En condiciones normales, la relación entre las velocidades de la ACM y la ACA es de 0,8.

El lado no afectado debe explorarse para establecer la morfología de la onda de flujo y la velocidad en la ACM, de manera que pueda compararse con el lado afecto (Fig. 2). Si se identifica una oclusión o estenosis arterial, y existe la intención de realizar sonotrombólisis, este paso debe realizarse con la mayor brevedad posible.

Si las circunstancias lo permiten, se completa el estudio de DTC evaluando a través de la ventana orbitaria la dirección de flujo de la arteria oftálmica y las características del espectro del sifón carotídeo. De igual forma se recomienda estudiar la arteria basilar y la porción terminal de las arterias vertebrales.

El estudio del paciente se completa realizando un estudio Dúplex del sistema carotídeo extracraneal que permitirá determinar si la etiología del ictus es aterotrombótica.

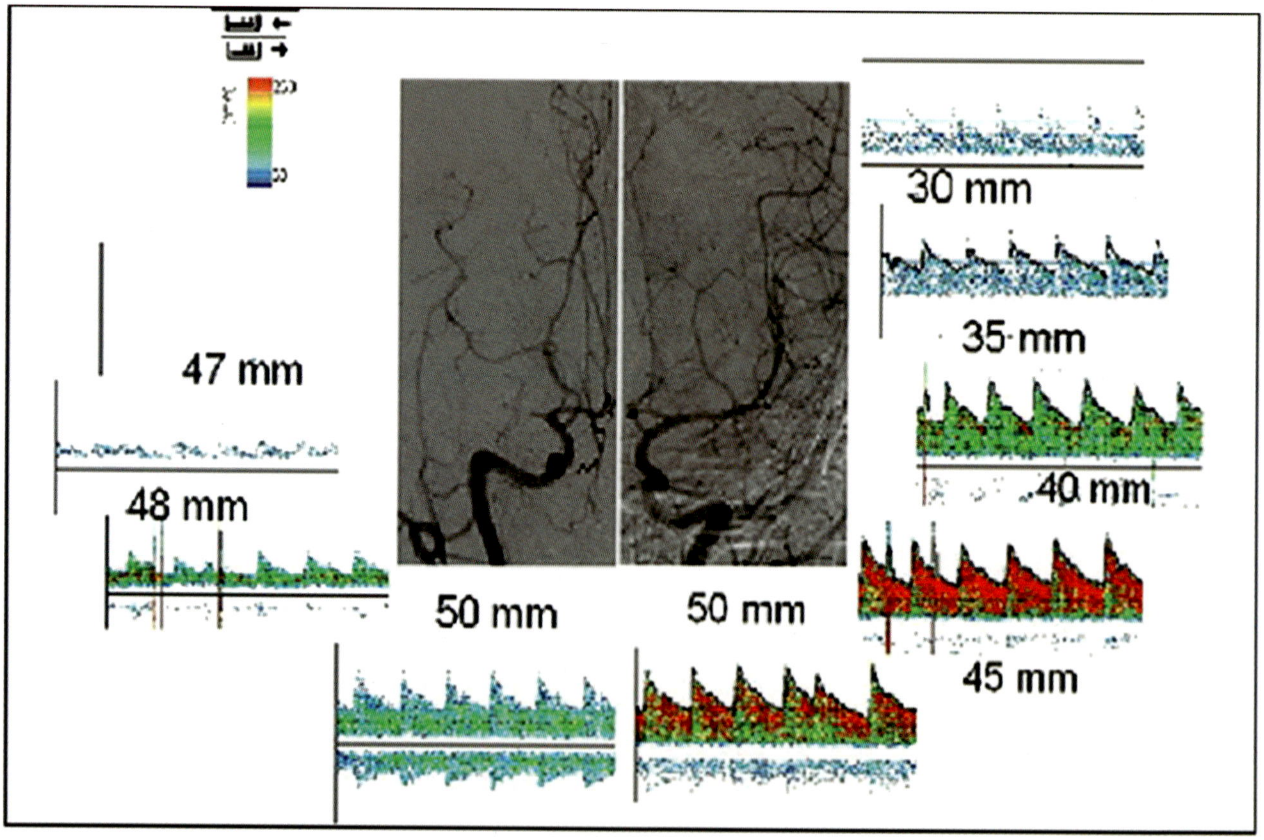

Fig. 2. Oclusión de la arteria cerebral media izquierda en una paciente joven con antecedentes de migraña y consumo de anticonceptivos orales. En la angiografía se visualiza una oclusión del M1 izquierdo próximo a la bifurcación carotídea. En el estudio con DTC se demuestra una asimetría evidente ente los sonogramas de los segmentos proximales de las ACM a la misma profundidad. *(Fuente: Archivo de la Unidad de Ictus, Hospital Hermanos Ameijeiras).*

Es de suma importancia no prolongar la evaluación neurosonológica del enfermo con la intención de realizar un estudio más detallado para no demorar el inicio de la variante de tratamiento escogida para recanalizar el vaso.

El dúplex TC (DTCC) aporta ventajas evidentes frente al DTC, con el apoyo visual que ofrece el modo B y el color facilita la exploración del segmento M1 en su totalidad y del M2 en la mayoría de los casos.

El principal criterio diagnóstico por DTCC de una oclusión del segmento M1 de la ACM es la ausencia de señal color y la alteración del espectro Doppler, persistiendo la señal correspondiente a la ACA (A1), a la ACP ipsilateral y de la circulación anterior contralateral.

El diagnóstico de una oclusión del segmento M2 de la ACM se sustenta en la existencia de una asimetría entre las velocidades medias de las dos cerebrales medias (a la misma profundidad), con un índice de asimetría interhemisférica > 21 %.

La oclusión en tándem de la ACI se diagnostica cuando están ausentes las señales de flujo en el segmento M1, A1 y en la carótida interna intracraneal (segmento C1-C2). Para tener la certeza de que la ventana temporal es adecuada, con el DTCC no solo es necesario visualizar el parénquima cerebral, debe encontrarse señal de color y el flujo acelerado en el A1 contralateral. Combinando un plano transversal anterior con un plano axial a nivel de la protuberancia se puede acceder a la porción terminal de ACI. En el caso del DTC es posible acceder a la porción terminal de la carótida a través de la ventana temporal y al sifón carotídeo por la ventana oftálmica siguiendo las recomendaciones descritas en el Capítulo 2.

Tabla 2. Criterios para el diagnóstico de oclusión distal de la ACI mediante dúplex.

- Ausencia de señal color y del espectro Doppler del segmento M1, de la ACI intracraneal y del segmento A1 de la arteria cerebral anterior ipsilateral.
- Ventana temporal adecuada demostrada mediante la visualización de la señal color de la ACP ipsilateral o de la ACM contralateral.
- Patrón de resistencia con velocidad de pico sistólico aumentada y velocidad diastólica disminuida en la arteria carótida común y la ACI extracraneal ipsilateral. Este criterio solo es aplicable en ausencia de una estenosis ≥ 70 % u oclusión de la ACI extracraneal ipsilateral.

Circulación posterior

Cuando los elementos clínicos indiquen isquemia de la circulación posterior se comienza el estudio por la ventana occipital a 70 mm para identificar el flujo de la arteria basilar y explorarla en toda la extensión posible. Si se encuentra una señal de flujo anormal en la arteria basilar, se deben insonar las arterias vertebrales en su porción intracraneal comparando el flujo en ambos lados, en busca de algún patrón de flujo atenuado. En este punto es importante recordar que una de las dos arterias vertebrales suele ser hipoplásica (generalmente la derecha) y que por las características de los sonogramas pueden ser confundida con un TIBI 1-3. La certeza la ofrece el examen con dúplex mensurando el grosor de la columna de flujo en el segmento V2 en la modalidad de color; un diámetro de menos de 3,5 mm corresponde con hipoplasia.

El estudio continúa con el examen a través de la ventana temporal para identificar las ACP, evaluar el estado de flujo colateral a través de la ACoP y también las arterias de la circulación anterior, especialmente para identificar si existe aumento de flujo compensatorio como signo indirecto de obstrucción de la arteria basilar.

5.2 Sonotrombólisis y monitorización de la recanalización

Los pacientes con oclusión aguda de la ACM, no tratados con trombolíticos tienen mal pronóstico y si existe además alguna contraindicación para la trombólisis la probabilidad de complicaciones, discapacidad y muerte es aún mayor.

Está bien demostrado que el ultrasonido aumenta la efectividad del activador del plasminógeno tisular (r-Tpa) (7,8). Un estudio reciente en casos con contraindicaciones para la trombólisis farmacológica demuestra que el empleo del DTC con frecuencia de 2 MHz permite recanalizar la arteria obstruida durante la primera hora (9) (Fig. 3). La recanalización arterial por DTC es diagnosticada como parcial cuando se alcanza un patrón TIBI 2 o 3 después de la sonólisis y en el registro previo no se detectaba flujo (TIBI 0) o existía una señal de flujo mínimo (TIBI 1) (10).

Varios mecanismos se han propuesto para explicar el efecto de la sonólisis. La aplicación continúa y prolongada del ultrasonido provoca que aumente la temperatura sobre el parénquima cerebral y se acelere la trombólisis, la aplicación del ultrasonido aumenta la superficie de exposición del r-Tpa al promover la separación reversible de la fibrina y favorece la actividad del r-Tpa endógeno sobre el trombo.

Procedimiento para la sonotrombólisis

Se coloca el casco de monitoreo de la máquina de DTC y con el transductor de 2 MHz a través de la ventana temporal, se insona la porción terminal de la carótida interna, justo en la bifurcación carotídea. Se disminuye progresivamente la profundidad a intervalos de 1 mm hasta localizar el sitio de la oclusión en el segmento M1; en ese punto desaparece la señal del ultrasonido. Se disminuye la profundidad hasta registrarse un patrón de flujo mínimo caracterizado por pequeñas puntas sistólicas de menos de 20 cm/s sin diástole (TIBI 1). Se aumenta entonces la potencia del equipo hasta 90,8 MW/cm^2 con el volumen muestra prefijado en 12. La insonación de la arteria se mantiene durante un período entre 60-90 minutos, hasta observar un cambio en el sonograma que indicaban el inicio de la recanalización arterial (Fig. 4).

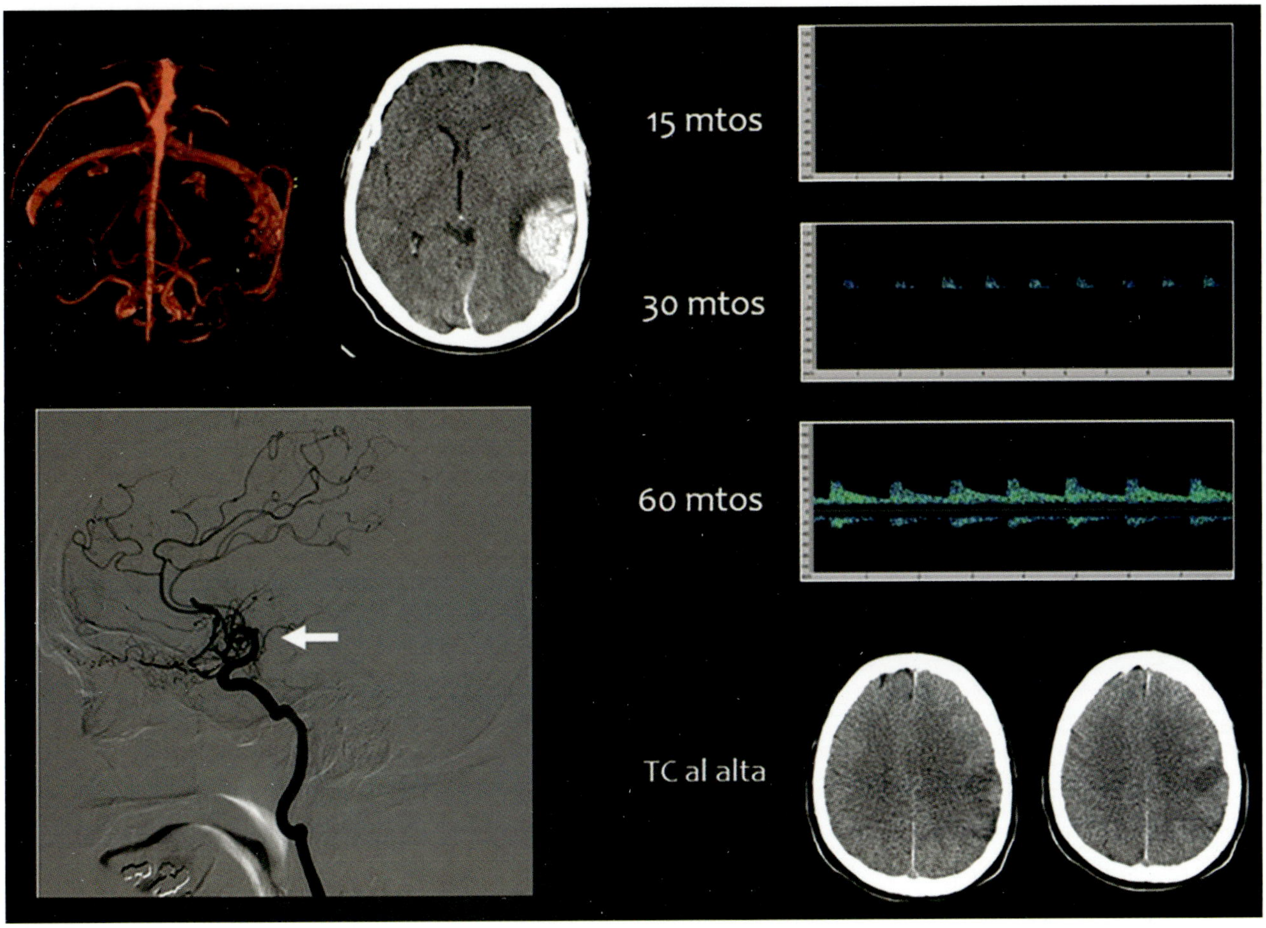

Fig. 3. Sonotrombólisis en un paciente con malformación arteriovenosa y oclusión del segmento M1 izquierdo como complicación de la arteriografía. Recanalización arterial a la hora de iniciada la sonotrombólisis.

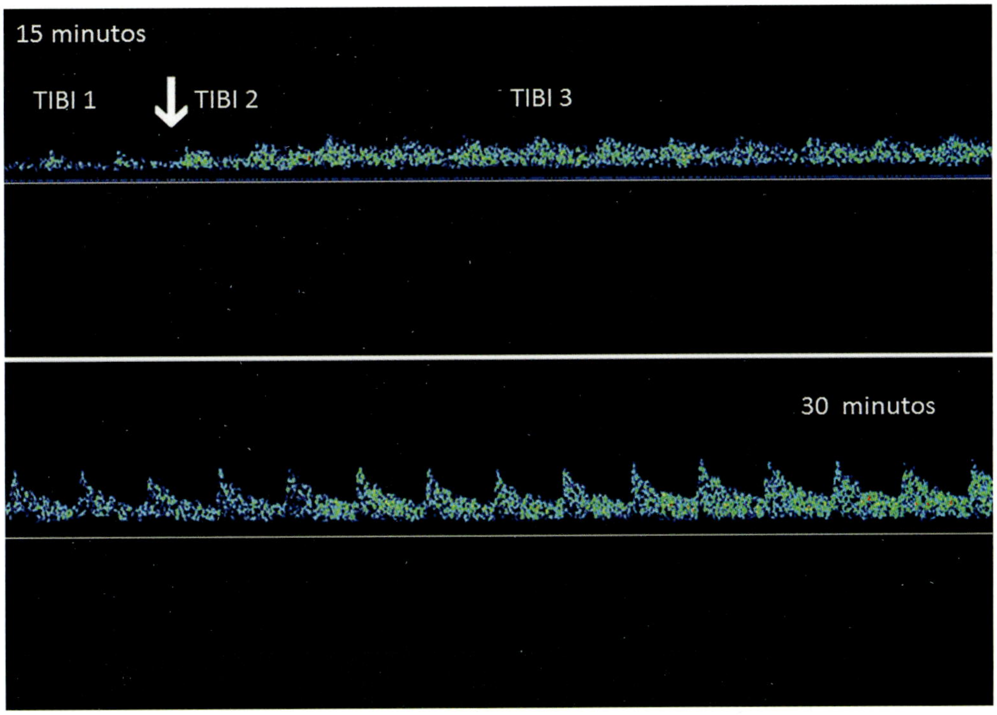

Fig. 4. Seguimiento de la recanalización arterial en un paciente con oclusión de la ACM izquierda, secundaria a un accidente angiográfico, tratada con sonotrombólisis. Obsérvese la recuperación progresiva del flujo. *(Fuente: Archivo de la Unidad de Ictus, HHA).*

Referencias bibliográficas

1. Navarro JC, Lao AY, Sharma VK, Tsivgoulis G, Alexandrov AV. The accuracy of transcranial Doppler in the diagnosis of middle cerebral artery stenosis. Cerebrovasc Dis. 2007;23(5-6):325-30.

2. Martínez-Sánchez P, Tsivgoulis G, Lao A, Sharma V, Alexandrov AV. El ultrasonido en la isquemia cerebral aguda. Neurología 2009;24(1):59-68.

3. P Sobrino-García P, Garcia-Pastor A, Garcia-Arratibel A, Dominguez-Rubio R, Rodriguez-Cruz PM, Iglesias-Mohedano AM, et al. Implicaciones diagnósticas, pronosticas y terapéuticas del Dúplex Color Transcraneal en el ictus isquémico agudo: Validación de los grados TIBI y COGIF. Rev Neurol 2016; 63(8), 351-57.

4. García-Pastor A. Conocimiento del estado vascular para la toma de decisiones terapéuticas en el ictus isquémico agudo: ¿Cuál es el papel de la neurosonología? Rev Neurol 2013; 56: 35-42.

5. Demchuk M, Burgin WS, Christou I, Felberg RA, Barber PA, Hill MD, et al. Thrombolysis in brain ischemia (TIBI) transcranial Doppler flow grades predict clinical severity, early recovery, and mortality in patients treated with intravenous tissue plasminogen activator. Stroke 2001,32 (1):89-93.

6. Chernyshev OY, Garami Z, Calleja S, Song J, Campbell MS, Noser EA, et al. Yield and Accuracy of Urgent Combined Carotid/Transcranial Ultrasound Testing in Acute Cerebral Ischemia. Stroke 2005;36;32-7.

7. Alexandrov AV. Ultrasound-enhanced thrombolysis for stroke: clinical significance. Eur J Ultrasound 2002,16:131-140.

8. Alexandrov AV, Molina CA, Grotta JC, Garami Z, Ford SR, Alvarez-Sabin J, et al. Ultrasound-enhanced systemic thrombolysis for acute ischemic stroke. N Engl J Med 2004,351:2170-8.

9. Eggers J, Seidel G, Koch B, Konig IR. Sonothrombolysis in acute ischemic stroke or patients ineligible for rt-PA. Neurology 2005;64(2):1052-1054.

10. Saqqur M, Tsivgoulis G, Molina CA, Demchuk AM, Shuaib A, Alexandrov AV; CLOTBUST Investigators. Residual flow at the site of intracranial occlusion on transcranial Doppler predicts response to intravenous thrombolysis: a multi-center study. Cerebrovasc Dis. 2009;27(1):5-12.

Capítulo 6
Utilidad de la Neurosonología en el diagnóstico etiológico del ictus isquémico

Claudio Enrique Scherle Matamoros

Un aspecto esencial en la atención de enfermos con un ictus isquémico, sintomático o no, en la fase aguda o durante la recuperación, reside en determinar la etiología. Conocer los mecanismos subyacentes en un paciente con un infarto cerebral es indispensable para orientar el tratamiento. Incluso, en grupos de pacientes con factores de riesgo vascular, establecer el diagnóstico de una enfermedad que potencialmente puede tener su desenlace en alguna variante de ictus es esencial para iniciar un plan terapéutico destinado a prevenir el daño cerebral isquémico.

Según la etiología, el ictus isquémico se va a subdividir en ictus aterotrombótico, cardioembólico, lacunar, de causa inhabitual y de origen indeterminado. Semiológicamente, a la cabecera del enfermo, podremos identificar síndromes corticales, lacunares y troncoencefálicos, y en algunos casos tendremos evidencias clínicas que señalen una causa específica. Sin embargo, para establecer con certeza el subtipo etiológico es necesario apoyarse en los estudios de neuroimagen (tomografía computada [TC] o imagen por resonancia magnética [IRM]) y en los exámenes que evalúan el estado de la circulación cerebral como la angio-TC o la angiografía cerebral por sustracción digital, pero su carácter invasivo y no exento de complicaciones hacen que sean indicados en situaciones clínicas específicas y con el propósito de definir una conducta terapéutica. Al respecto, es necesario auxiliarnos de herramientas no invasivas de utilidad a la cabecera del enfermo. Las técnicas de Neurosonología constituyen una alternativa de primera línea que puede llegar a ser consideradas una extensión del examen clínico (1,2). Nos brindan información hemodinámica en tiempo real y del estado de los vasos extra e intracraneales, y en particular a partir de la posibilidad de registrar la existencia de microembolismos (MES) nos orienta hacia si el origen de la fuente es arterial o cardíaca. En todo caso la información recogida será de ayuda para apoyar el diagnóstico etiológico y emitir un pronóstico del riesgo de recidiva.

6.1 Ictus aterotrombótico

La frecuencia de ictus aterotrombótico en sujetos mayores de 55 años oscila entre 25-45 % (3) La causa más frecuente es la arteriosclerosis extracraneal, representando las estenosis intracraneales solo el 5-10 % de todos los ictus isquémicos (4,5).

La aterosclerosis constituye la base fundamental de la fisiopatología del ictus aterotrombótico. Las lesiones se localizan preferentemente en las bifurcaciones y acodaduras de las arterias extracraneales; zonas en las que el endotelio arterial puede resultar dañado por el estrés hemodinámico que se produce, favoreciendo el acúmulo de lípidos. El arco aórtico, la arteria subclavia proximal, la bifurcación carotídea, el origen de las arterias vertebrales (AV) y la porción distal de la arteria basilar (AB) son los sitios afectados con mayor frecuencia.

En el territorio carotídeo las placas de ateroma no complicadas tienen pocas posibilidades de provocar manifestaciones clínicas hasta que llegan a producir una estenosis superior al 70 % (6). Sin embargo, lo más frecuente es que los síntomas aparezcan como expresión de alteraciones en la placa. La ulceración, la disección, calcificación o el crecimiento brusco de la placa, consecuencia de una hemorragia en su interior pueden originar trombos, ocluir la luz arterial y secundariamente generar alteraciones en el flujo sanguíneo cerebral (FSC). En el territorio posterior o vertebrobasilar, la evolución suele ser similar a la del carotídeo.

Pequeñas placas no complicadas que no comprometen el FSC, por ejemplo, a nivel intracraneal pueden provocar estenosis u oclusión del ostium de las pequeñas arterias perforantes y causar infartos lacunares.

El diagnóstico descansa en la demostración de las lesiones ateroscleróticas, originando algún grado de estenosis u oclusión de una arteria extracraneal o intracraneal, en ausencia de otra etiología y en presencia de factores de riesgo vascular cerebral como la edad, el antecedente de hipertensión arterial, diabetes mellitus, tabaquismo o dislipidemia.

6.1.1 Ateromatosis extracraneal

Con independencia de la patología vascular responsable de la aterosclerosis, el infarto cerebral es mediado por dos mecanismos.

- Hemodinámico. En relación con la caída de perfusión distal que produce una estenosis crítica. En este caso aumentan el riesgo de infartos en territorios terminales o frontera entre dos arterias corticales.

- Embólico. A partir de la liberación de émbolos en una placa blanda ulcerada o complicada.

En la actualidad se siguen considerando los estudios neurovasculares con administración de contraste (ENVc) como las técnicas de elección para el diagnóstico de la estenosis arterial. Sin embargo, el desarrollo de la ultrasonografía ha favorecido la indicación cada vez sea más selectiva de los ENVc y que la ecografía se haya convertido en la técnica de elección para pesquisar lesiones arteriales y determinar el grado de estenosis. Pero además ofrece información sobre la apariencia macroscópica de la placa de ateroma, posibilita seguir la evolución de la estenosis y conocer los cambios hemodinámicos intracraneales que provoca.

La realización de la ecografía es conveniente que quede a cargo de un especialista en Neurología entrenado en técnicas de Neurosonología y con experiencia para interpretar los resultados; ello lleva implícito tener conocimientos de Neuroanatomía, de aspectos básicos de la física de los ultrasonidos y de hemodinámica, todos ellos aplicados a cada paciente y situación clínica en particular. Por otro lado, es imprescindible saber realizar cada una de las técnicas de manera que la evaluación no quede limitada a los segmentos arteriales extracraneales como suele ocurrir en la mayoría de los casos. Toda la información obtenida permitirá formular en cada paciente una hipótesis diagnóstica y orientar el resto de los estudios a realizar.

6.1.2. Evaluación carotídea

La ecografía Dúplex carotídea es la técnica de elección para iniciar el estudio en los pacientes con ictus isquémico e incluso en aquellos con factores de riesgo en los que se quiere detectar una estenosis asintomática.

En la década del 1990, dos grandes estudios prospectivos multicéntricos definieron la eficacia de la endarterectomía carotídea en la prevención del infarto cerebral en pacientes sintomáticos, el *North American Symptomatic Endarterectomy Trial* (NASCET) y el *European Carotid Surgery Trial* (ECST) (7,8). En estas investigaciones, la cuantificación de la estenosis carotídea se realizó mediante angiografía convencional, utilizando métodos de mensuración diferentes, pero con resultados que se pueden considerar comparables. En el NASCET se evidenció que la sensibilidad de la ecografía era variable y que un mismo paciente podía recibir diagnósticos diferentes; resultados que dependían principalmente del equipo utilizado en cada caso y de la metodología o criterios a partir de los que se determinó el grado de estenosis. La mensuración linear de la severidad de la estenosis, tal como se realiza en una arteriografía, no es fiable si se aplica en un plano de ecografía. En la búsqueda de un parámetro que permitiera estimar el grado de estenosis, numerosos estudios sugieren que la cuantificación por dúplex de la velocidad de pico sistólico (VPS) es el de mayor precisión para diagnosticar una estenosis (9,10). En 2003, en un documento de consenso emitido por la Society of Radiologist in Ultrasound se le comenzó a dar mayor valor a la determinación de la velocidad de flujo para precisar el grado de la estenosis, además de considerar el índice de proporción entre la VPS en la arteria carótida común (ACC) y la arteria carótida interna (ACI) (11).

Tabla 1. Recomendaciones para la realización de la ecografía color cervical.
• Ajustar el equipo.
• Iniciar el estudio en Modo B, luego continuar con el Doppler a color y finalmente realizar el análisis de las velocidades de flujo con el Doppler pulsado.
• La adquisición de los sonogramas debe realizarse con un ángulo de insonación no mayor de 60 grados.
• Determinar el grado de estenosis a partir del registro de las velocidades de flujo en el punto de mayor aceleración.
• El grado de la estenosis no debe establecerse por porcentajes exactos, si no por intervalos (oclusión, estenosis pre-oclusiva, >70 %, entre 50-69 % e inferior al 50 %).
• Completar el estudio con la evaluación transcraneal y oftálmica.

La metodología y los principios del examen con ultrasonido de los vasos de la región cervical fueron expuestos en el Capítulo 3. En esta revisión presentaremos los aspectos necesarios para poder caracterizar la ateromatosis carotídea con ecografía dúplex color y con el Doppler pulsado (Tabla 1).

6.1.3. Diagnóstico y caracterización de la ateromatosis carotídea

Para llegar a realizar un diagnóstico estandarizado con ecografía de la ateromatosis carotídea es inevitable seguir una metódica de trabajo que inicie con la definición de la placa de ateroma en el modo B:

- Si existe una estructura focal que protruye hacia el lumen arterial con un grosor de más de 0,5 mm.
- Un aumento localizado de más del 50 % del Grosor Intima Media circundante (GIM). Véase la definición de GIM en el Capítulo 3.
- Por la demostración de un GIM > 1,5 mm.
- Luego pasamos a caracterizar la ateromatosis describiendo los siguientes aspectos:
- Número: si es una sola placa o son múltiples.
- La localización: el segmento y la arteria en la que se encuentra y si crece o se origina de la pared anterior o posterior.
- Forma: si es marginal (focal), semicircular (excéntrica) o circular (concéntrica).

- Tamaño, en el eje longitudinal del vaso y el grosor.
- Ecogenicidad, según el tono de gris en el modo B.
- Textura: homogénea si la ecogenicidad es uniforme o heterogénea si combina áreas de ecolucidez con hiperecogenicidad.
- Las características de la superficie, si es regular o irregular. Se debe considerar si la placa está ulcerada, ello se estable si existe un orificio de al menos 2 mm de profundidad y 2 mm de ancho, con el fondo bien definido mostrando en la modalidad del Doppler a color inversión de flujo (Fig. 1).

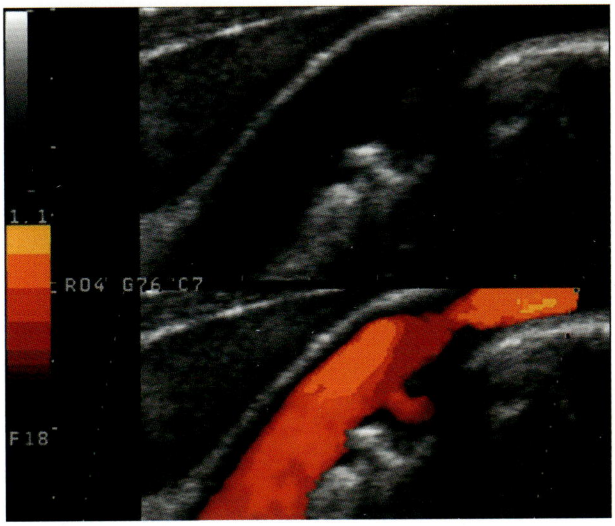

Fig. 1. Placa heterogénea de superficie irregular ulcerada en la carótida interna. Arriba modo B; abajo, color de poder. Se destaca que la úlcera se localiza en la zona hipoecogénica de la placa.

La clasificación morfológica de la placa de ateroma, tiene su origen en la combinación de la textura, la ecogenicidad y las características de la superficie, lo que nos permite tener una idea del contenido fibroso, de lípidos y de calcio. Así, en las lesiones ecolúcidas (hipoecoicas) prevalecen los lípidos; las hiperecoicas son más ricas en tejido fibroso y calcio. Si se visualiza sombra acústica el predominio es de calcio (Fig. 2).

Clasificar la placa de ateroma permite emitir un pronóstico del riesgo de ictus o de recidiva y decidir la variante de tratamiento antiagregante a indicar (12). Las placas hipoecoicas o anecoicas, con alto contenido en lípidos o sangre en su interior (placa inestable), de superficie irregular y las heterogéneas se asocian a un mayor riesgo de ictus isquémico. Estudios de determinación de émbolos durante la realización de angioplastia con stent y endarterectomía han demostrado que la ecolucidez se corresponde con un mayor riesgo de embolismos (13).

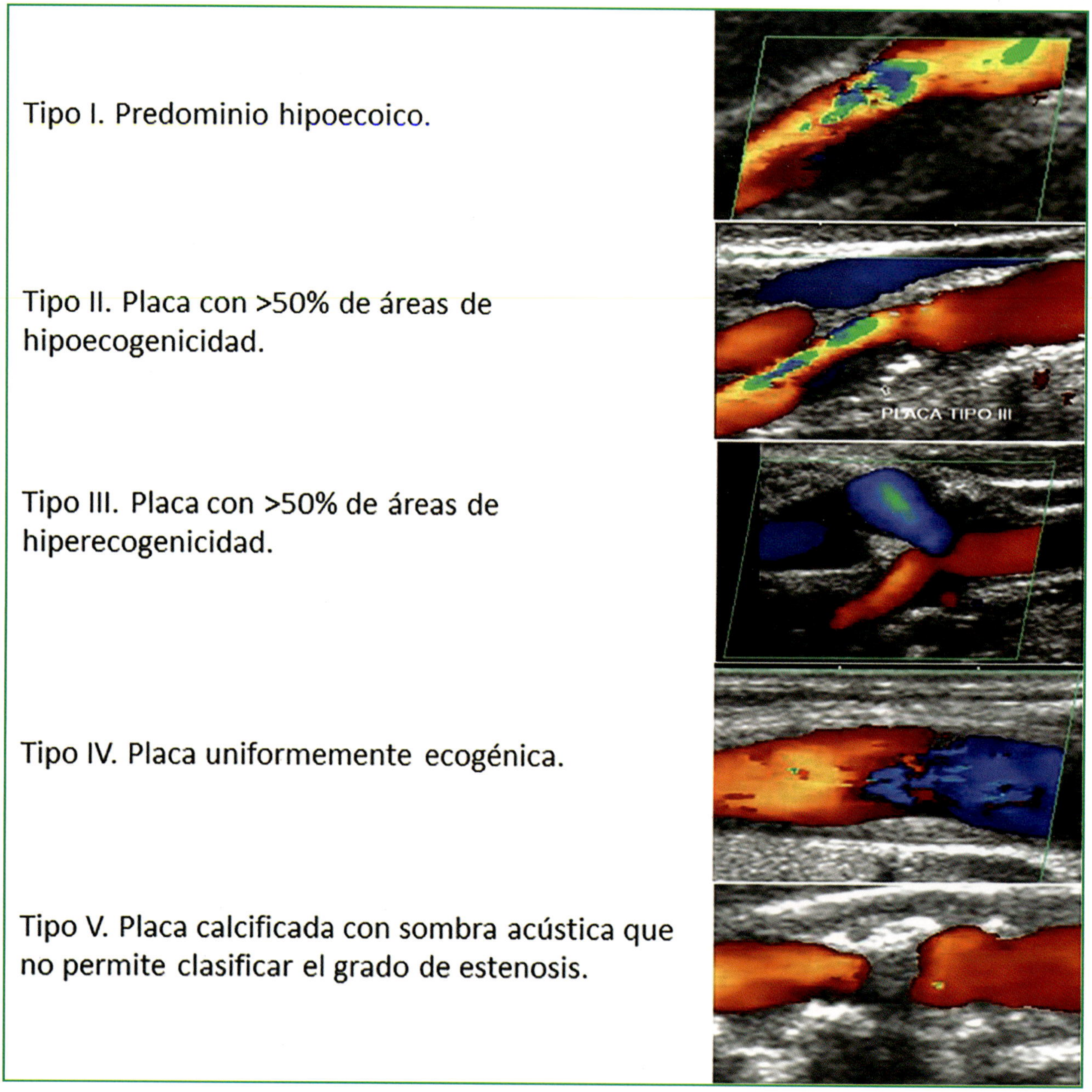

Fig. 2. Dúplex color carotídeo. Clasificación de la placa de ateroma.

6.1.4. Mensuración de la gravedad de la estenosis

En condiciones fisiológicas, en una arteria sin alteraciones en la pared, predomina el flujo laminar en el que todos los elementos celulares de la sangre se mueven paralelos al eje vascular, con un patrón parabólico de velocidades en el que los elementos que se sitúan en el centro llevan las mayores velocidades y los que se disponen próximos a la pared las menores, con variaciones en relación con el momento del ciclo cardíaco. Detrás de la superficie de la parábola, en el centro, queda un vacío que se refleja en el sonograma como una zona de menor intensidad de color (ventana espectral).

Como fue descrito previamente en el Capítulo 2 y al inicio de este epígrafe, la estimación del grado de la estenosis en la carótida se debe sustentar en las velocidades de flujo que pueden ser determinadas tanto con el dúplex color como con el equipo de Doppler transcraneal (DTC) utilizando la modalidad de Doppler continuo.

Una vez que la estenosis supera el 50 %, progresivamente las velocidades de flujo aumentan y el patrón de flujo laminar comienza a perderse, consecuencia de la relación que se establece entre la velocidad del flujo de la sangre y el radio de sección arterial en el punto de mayor estrechez. En estenosis críticas, el flujo laminar cambia a turbulento, presenta remolinos perdiéndose la relación linear de los componentes celulares con el eje longitudinal del vaso, es decir, se desplazan en sentidos diferentes incluso chocando entre ellos. De esta manera, siguiendo los cambios hemodinámicos que se suceden en una estrechez arterial, puede determinarse un patrón de flujo normal, uno previo a la estenosis, estenosis y postestenosis (Fig. 3). Previo a la estenosis se producen signos de «freno» o de aumento de resistencia, con disminución de las ve-

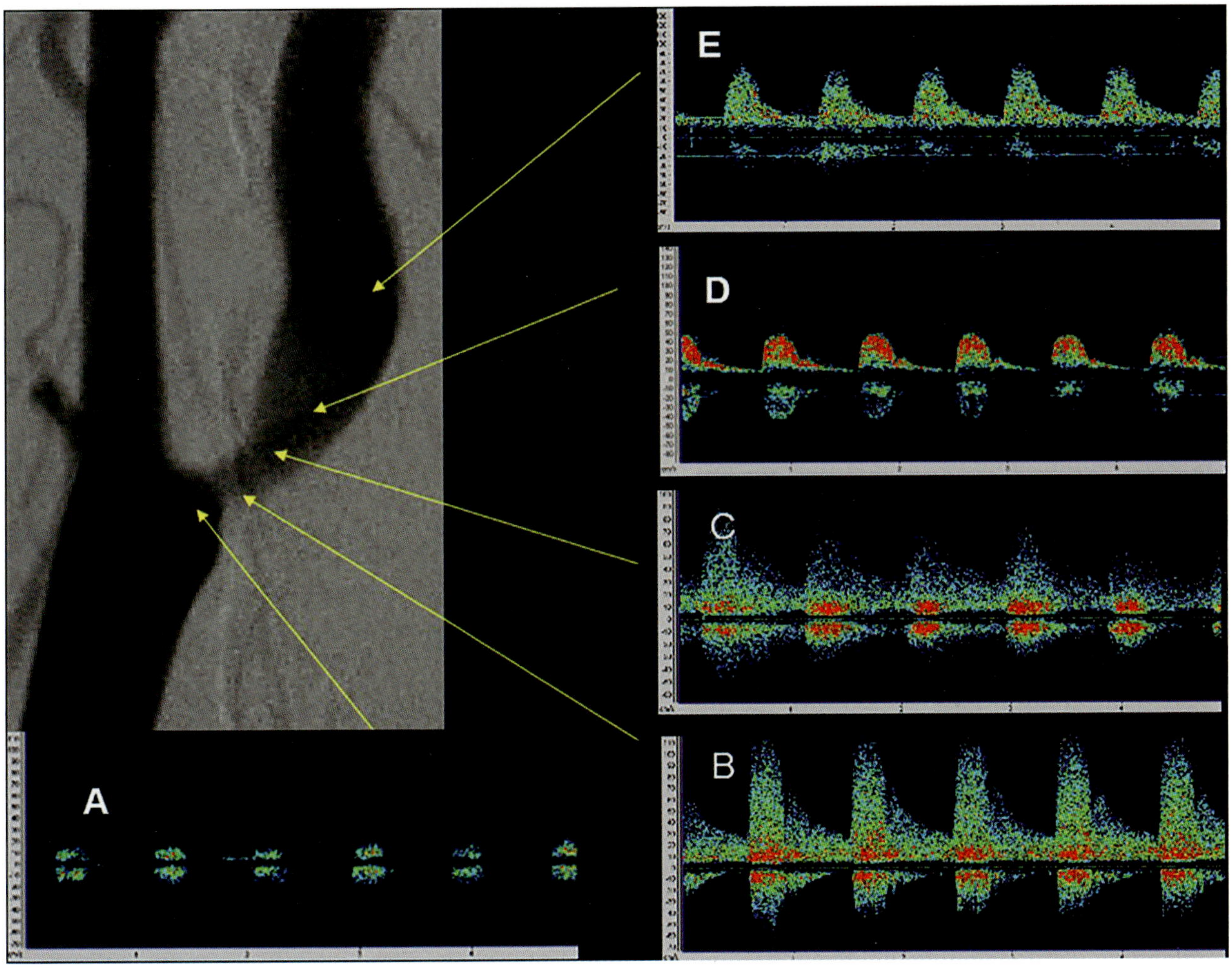

Fig. 3. Correlación entre el registro de Doppler continuo con sonda de 4 MHz y angiografía carotídea. Variaciones en los sonogramas en una estenosis crítica. A: Flujo preestenótico. B: Estenótico. C: Flujo postestenótico. D-E: Organización del patrón de flujo postestenótico.

locidades sistólicas y diastólicas. En la estenosis se concentran los elementos formes, acelerando su paso por una zona de menor calibre, registrándose las velocidades de flujo más altas. Distal a la estenosis se pierde velocidad, disminuyen la aceleración sistólica y la pulsatilidad, generándose una curva de flujo amortiguado que progresivamente se va recuperando hasta tener un patrón normal.

6.1.5. Niveles de velocidad y parámetros para clasificar el grado de estenosis

Para la cuantificación del grado de estenosis nos apoyaremos en el registro de los mayores valores de las velocidades de flujo (signos directos) y en los cambios hemodinámicos intracraneales compensatorios (signos indirectos).

Se debe recorrer con el Doppler pulsado toda la extensión del segmento donde visualizamos la placa de ateroma en el modo B con el color activado, de manera que transitemos toda la extensión de la estenosis hasta localizar el punto donde se registren los mayores niveles de velocidades de flujo siguiendo las recomendaciones de la Tabla 1. En todos los casos se registrarán las VPS y velocidad diastólica final (VDF) en la carótida común y en la ACI, lo que nos permitirá calcular el índice sistólico (Tabla 2).

El cálculo del índice sistólico es de especial interés en pacientes con estenosis bilaterales, en la combinación de estenosis significativa y oclusión contralateral, y en estados de hiper/hipodinamia (anemia, deshidratación, hipo/hipertiroidismo, bradicardia, o fiebre, entre otros) en los que la estimación del grado de estenosis guiado exclusivamente por las velocidades de flujo no es fiable.

Tabla 2. Criterios para establecer el grado de estenosis carotídea.

	Gravedad de la estenosis (%)				
Criterios	**< 50**	**50-69**	**70-79**	**80-89**	**≥90**
Signos directos					
VPS VDF	<125 <40	125-230 40-100	>230 >100	>300 Variable	Variable Variable
Signos indirectos					
Flujo colateral en AO Flujo colateral en PW	No No	No No	No/↓/invertido No/presente	↓/Invertido Sí	↓/invertido presente
Proporción e/ VPS ACI/ACC	<2	≥2	>4	>4	Variable

* VPS, velocidad pico sistólico. VDF, velocidad diastólica final. ACI, arteria carótida interna. ACC, arteria carótida común. NA, criterio no aplicable. Modificado de Neurología. 2013;28(7):435-442.

Una estenosis menor del 50 % no modifica las velocidades de flujo y no tiene repercusión hemodinámica intracerebral. Si la placa se localiza en el bulbo carotídeo y es anecoica, la disminución del diámetro interno condiciona la pérdida de patrón turbulento característico de esa localización; en este caso el registro de un sonograma bien organizado con un patrón laminar sumado a la estrechez del lumen con el Doppler a color sirven de pistas para sospecharla.

Una vez que la estenosis progresa y supera el 70 %, el diagnóstico cobra especial relevancia ya que es el punto de corte para decidir el tratamiento revascularizador (13,14). Sumado al incremento de las velocidades de flujo, puede existir repercusión hemodinámica cerebral lo que se expresa en una disminución del índice de pulsatilidad en la arteria cerebral media (ACM) ipsilateral. En la arteria oftálmica (AO) del lado de la estenosis carotídea puede registrarse disminución en la velocidad o inversión de la dirección del flujo. En este caso, en la exploración transcraneal con Doppler o dúplex encontraremos que existe flujo colateral a través de la arteria comunicante anterior (AcoA) o la arteria comunicante posterior (AcoP) como sucede en estenosis de mayor magnitud.

A partir del 80 %, además de continuar incrementándose las velocidades de flujo, a expensas de la VPS, en la ACC comienzan a caer las velocidades con predomino de la VDF (aumenta el índice de pulsatilidad). En el segmento postestenótico cae la VPS y se registran sonogramas con gran turbulencia. Con el dúplex en el modo B y con el de color, la columna de color en el lumen arterial deja de ser homogénea y toma una apariencia de confeti (Fig. 4). El índice sistólico comienza a ser mayor de 4, resultado de la caída de velocidad en la ACC y del incremento de la VPS en la estenosis.

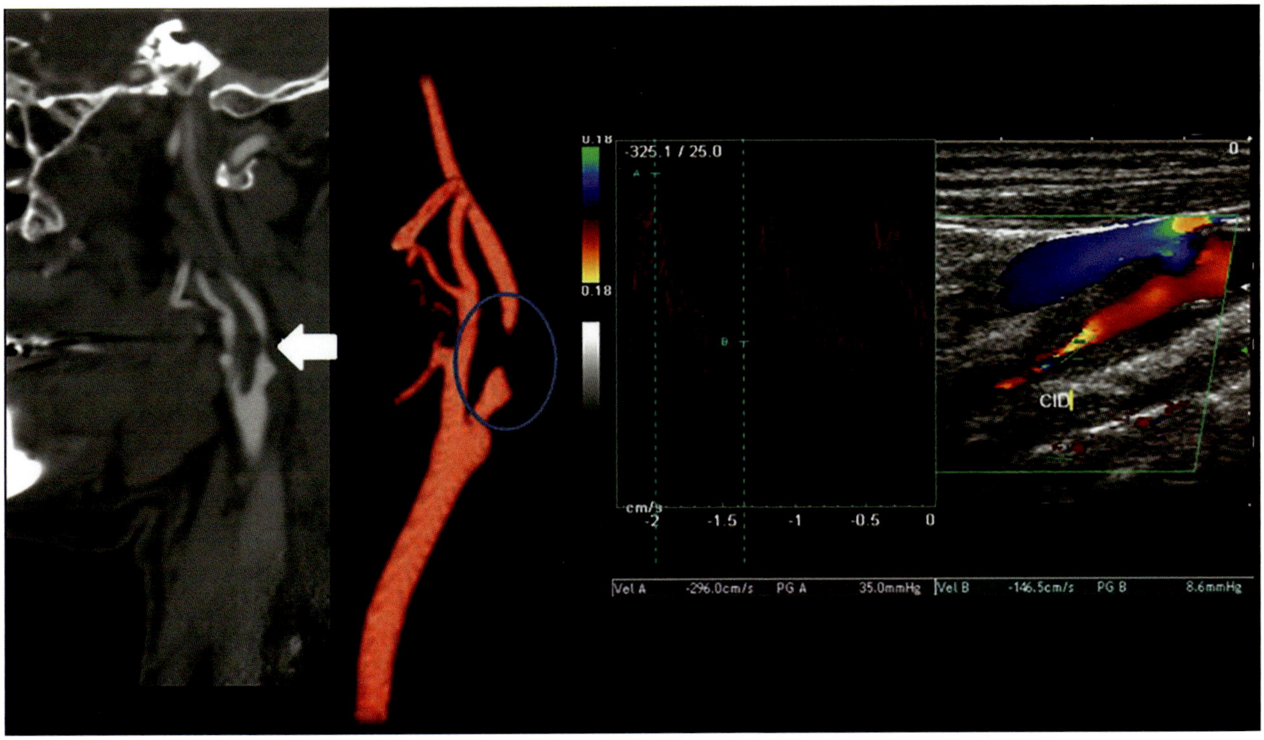

Fig. 4. Estenosis crítica en el origen de la ACI. Comparación entre el dúplex color y la angio-TAC. Imagen en confeti en el punto de mayor estenosis.

La caída de flujo distal trae como consecuencia que disminuya la presión de perfusión en todo el territorio carotídeo intracerebral, la ACM de ese lado estará amortiguada, con un ascenso lento de la sístole; sin embargo, el registro de la velocidad media de flujo puede ser normal, lo que depende del estado de la circulación colateral a través de las arterias comunicantes. Casi que invariablemente la dirección de flujo en el segmento A1 del lado de la estenosis estará invertido y en el segmento contralateral el flujo estará acelerado. Se registrará un soplo en proyección de la AcoA que será inversamente proporcional a su calibre (sonogramas con gran turbulencia) (Fig. 5). A través de la AcoP también puede llegar sangre al hemisferio afectado, en ese caso en el segmento P1 de ese lado las velocidades de flujo serán mayores respecto al segmento contralateral.

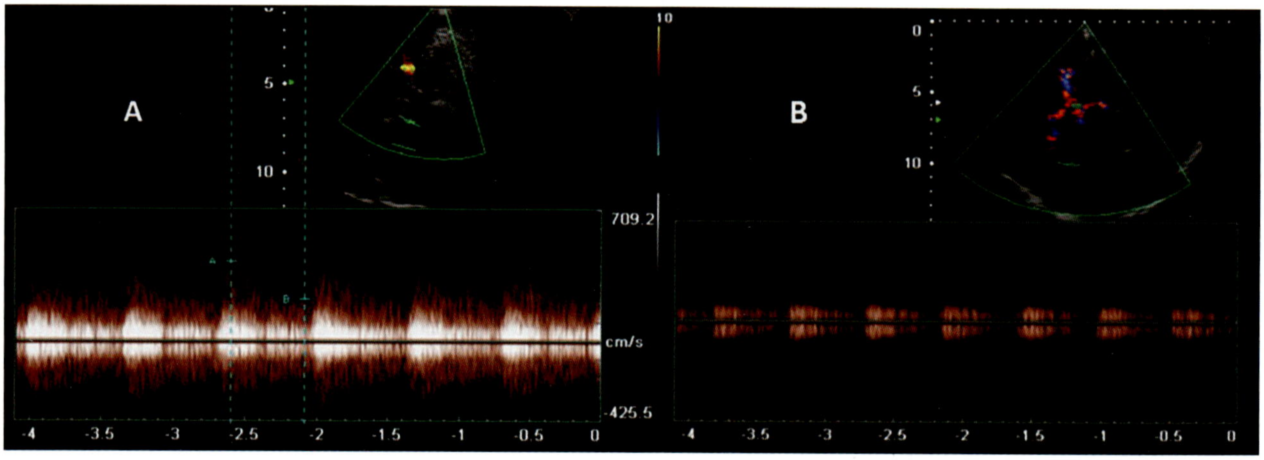

Fig. 5. Dúplex transcraneal a color. Sonogramas de arterias comunicantes permeables. A: Arteria comunicante anterior, B: Arteria comunicante posterior.

En estenosis preoclusivas, superiores al 90 %, el registro de las velocidades de flujo pierde valor y el diagnóstico se apoya en los signos indirectos similares a los descritos en estenosis que superan el 70 %. Cuando la estrechez del lumen es tan grave, el aumento de la resistencia trae como consecuencia que caiga progresivamente la VPS hasta no detectarse flujo alguno si se trata de una oclusión. El registro previo a la estenosis de sonogramas con signos de freno (disminución tanto de la VPS y VDF o bifásico de escasa velocidad) y de un patrón amortiguado distal, expresión de la caída de flujo (VPS <30 cm/s) sumado a los signos de colateralización, sustentan el diagnóstico.

6.1.6. Situaciones que conllevan a errores en la interpretación de la ecografía carotídea

Independientemente de que la obtención de las imágenes por ecografía depende de la calidad de la máquina que se utilice, y de la experiencia y habilidad del explorador, existe una serie de situaciones que imponen retos para llegar a un diagnóstico adecuado.

Las **lesiones en tándem** son estenosis que ocurren en más de un nivel en la arteria carótida, con una separación entre ambas lesiones estenóticas de al menos 3 cm. En estos casos, la lesión distal provoca que la VPS registrada en la estenosis proximal sea normal o no tenga la elevación que corresponde con la severidad real de la estenosis. Un detalle a tener en cuenta es que la localización de la estenosis distal puede ser intracraneal. Si la evaluación neurosonológica del enfermo no es completada con DTCC o DTC puede ser pasada por alto.

Ya vimos cómo en la medida que la **estenosis** progresa y llega a ser **crítica** las velocidades de flujo tienden a caer acercándose a un rango normal, aunque generalmente los bordes de los sonogramas no van a estar bien definidos y existe pérdida de la ventana espectral.

Tanto en las lesiones distales en tándem como en las estenosis críticas, la discordancia entre la imagen en modo B y la VPS registrada nos brinda una pista para sospecharlas.

No es infrecuente que **placas calcificadas** (tipo V) (véase Fig. 2) con importante sombra acústica impidan la determinación de las velocidades de flujo o inclusive visualizar el punto de mayor estrechez. Si la longitud de la placa calcificada es inferior a 1 cm, las velocidades y la morfología normal del sonograma en el punto inmediatamente proximal y distal a la sombra acústica es suficiente para excluir una estenosis significativa. Si la longitud de la placa es mayor, es necesario recurrir a otros métodos de imagen para determinar el grado de la estenosis.

Un detalle importante es diferenciar entre **estenosis crítica u oclusión**, lo que define la indicación del tratamiento revascularizador. En el modo B, con el Doppler a color o de poder utilizando una frecuencia de repetición de pulsos baja es posible determinar si existe flujo residual. En estos casos, el incremento de la velocidad de flujo que se registra en la ACC e ACI del lado contrario a la estenosis puede ser interpretado como una estenosis significativa si no se considera la discrepancia entre las velocidades obtenidas y la imagen en modo B. Por otro lado, el aumento de la velocidad de flujo se registra en toda la extensión del vaso y la observación de una dirección de flujo normal en la AO la excluye.

La **estenosis en el origen de la ACC** no es infrecuente y no siempre es posible visualizarla con la ecografía. En este caso, es importante el análisis de las velocidades y de la morfología de los sonogramas distal a la estenosis, en la porción cervical de la ACC y ACI. Es común obtener un sonograma en el que se observa que el ascenso sistólico es curvo e inclinado a la derecha con reducción de la VPS, desaparición de la muesca dicrota del cierre de la válvula aortica, descenso diastólico lento y escasa velocidad diastólica (morfología *parvus-tardus*). Si el patrón de los sonogramas descrito es bilateral, entonces debe sospecharse que existe una **enfermedad valvular aórtica.**

En todos los casos anteriores es necesaria la confirmación del grado de estenosis con alguna técnica de ENVc o con ecocardiografía si se sospecha que existe daño valvular.

6.1.7. Reserva hemodinámica cerebral (RHC)

En un sujeto sano, el FSC se autorregula entre 50-150 mmHg (15). Por lo tanto, si la tensión arterial (TA) desciende en ese rango para mantener la presión de perfusión cerebral es necesario que las arteriolas de <1 mm se dilaten para conseguir así mantener el FSC al disminuir el gradiente de presión entre arterias y arteriolas. Esta disminución de la resistencia distal se expresa en el registro Doppler con aumento de la velocidad media de flujo (VMF) en la arteria principal que nutre una red de arteriolas. Este mecanismo se denomina reactividad vasomotora cerebrovascular (RVC) y las variaciones que produce sobre el volumen del FSC se definen como la RHC. Visto de otro modo, la RHC es la capacidad residual de la microcirculación cerebral para poder incrementar el volumen del FSC en un determinado territorio vascular ante situaciones que conllevan a estrés hemodinámico, como la caída de la presión de perfusión que ocurre a consecuencia de la TA o de una estenosis significativa u oclusión de la ACI.

La RHC puede ser cuantificada de forma indirecta midiendo los cambios que se produce en el FSC en respuesta a estímulos vasodilatadores, es decir, evaluando la RVC. Los estímulos más utilizados son la inhalación de dióxido de carbono (CO_2), la respuesta a un período de apnea voluntaria o de hiperventilación e inyectando acetazolamida por vía endovenosa (16). Independientemente del método, el resultado se basa en determinar el porcentaje de incremento en la velocidad de flujo que ocurre durante la vasodilatación.

En pacientes con estenosis u oclusión de la ACI el riesgo de padecer de un ictus no solo depende de la caída de FSC, sino también del grado de compensación que logran los sistemas de flujo colaterales. En enfermos en los que el sistema de flujo colaterales es anatómicamente insuficiente y/o las arteriolas se encuentran en un grado de máxima dilatación, la RHC estará exhausta y la RVC será nula o escasa.

Conocer la respuesta vascular ante estímulos vasodilatadores permite una evaluación más precisa del efecto hemodinámico de una estenosis u oclusión arterial. En enfermos con estenosis significativas y RHC exhausta el estudio de DTC ayuda a predecir la reperfusión postendarterectomía y el riesgo de ictus isquémico (17). En estos pacientes es aconsejable evitar condiciones clínicas o medidas terapéuticas que disminuyan la tensión arterial y con ello la presión de perfusión cerebral, de manera que no se afecte el funcionamiento de las colaterales.

6.1.7.1. Test con inhalación de CO_2

La inhalación de CO_2 es el método más aceptado (18). Requiere de un capnógrafo que nos permita medir la concentración de CO_2 en el aire espirado. El método utiliza la inhalación de CO_2 al 5 % (mezcla de 95 % de oxígeno y 5 % de CO_2).

6.1.7.2. Metodología del estudio

Antes de iniciar la prueba es importante explicarle al enfermo las diferentes fases del estudio y los efectos adversos que puede experimentar al inhalar el carbógeno (parestesias, dolor torácico, sensación de ahogo, cefalea).

El paciente debe permanecer en decúbito supino, tranquilo, respirando aire ambiental. Se coloca el casco para monitorizar ambas ACM. Una vez estabilizada la frecuencia cardiaca, el ritmo respiratorio y la TA se realiza un registro basal de la VMF en las ACMs y de la presión de CO_2 en el aire espirado. Se le indica hiperventilar (hiperpnea) durante dos minutos, se coloca entonces una mascarilla cerrada para que respire el CO_2 al 5 % durante 2 minutos, registrándose 20 sonogramas hasta que se estabilizan la VMF y la presión de CO_2.

La VMF obtenida durante la fase en reposo, respirando aire ambiental, se considera basal y se compara con la velocidad registrada durante la inhalación del carbógeno para determinar el porcentaje de cambio, que nos va a indicar el estado de la RHC:

$$\text{RHC}=\frac{\text{VMF ACM hipercapnia-VMF ACM normocapnia}}{\text{VMF ACM basal x (pCO}_2\text{ hipercapnia-pCO}_2\text{ hipocapnia)}}$$

Está demostrado que existe correlación entre el incremento en la presión de CO_2 y el de la VMF, lo que permite expresar la RHC como el cociente entre el aumento en la VMF en la ACM respecto al incremento en la presión de CO_2 respirando aire ambiental y carbógeno. En un estudio español, los valores normales fueron del 2,5 % para los hombres y 2 % para las mujeres (19). Se consideran valores reducidos por debajo de 2,15 y reserva exhausta debajo de uno.

Esta prueba tiene como inconvenientes que requiere de un capnógrafo y del equipamiento necesario para lograr la mezcla de gases. Es imprescindible contar con la colaboración del enfermo (difícil o imposible en afásicos) y puede resultar incómoda en pacientes con enfermedad coronaria y enfermedad pulmonar obstructiva crónica (EPOC), en los que además no es fiable el resultado.

6.1.7.3. Determinación de la RHC inyectando acetazolamida

La acetazolamida es un potente inhibidor de la anhidrasa carbónica que produce vasodilatación arteriolar mediada por el incremento del CO_2 extracelular al inhibir la conversión de CO_2 a bicarbonato. No solo tiene efecto en las arteriolas, en menor cuantía también afecta el diámetro de las arterias de mayor calibre como la ACM. La determinación de la RVC, en este caso, estará dada por el incremento porcentual en la VMF en el segmento M1 de la ACM, partiendo de una mensuración basal (20).

6.1.7.3.1. Metodología del estudio

Con el paciente en decúbito supino, relajado, se identifican las ACM a través de la ventana temporal en ambos lados, utilizando el casco suministrado con el equipo para sujetar las dos sondas. Se registran 10 sonogramas continuos hasta determinarse la VMF. En una vena antecubital se inyecta en 2 a 5 minutos 1 g de acetazolamida disueltos en 50 ml de suero fisiológico al 0,9 %. Se esperan 10-20 minutos y se registran 10 sonogramas de ambas ACM, midiéndose el máximo incremento que alcanza la VMF (20).

La RHC se calcula como el aumento absoluto de la VMF en cm/s o determinando el porcentaje de incremento respecto a la VMF basal. Si se utiliza la VMF como referencia, valores < de 6 cm/s indican una RHC exhausta y entre 6-10 cm/s se consideran límites. Si en cambio se elige determinarla a partir del porcentaje de incremento se utiliza la siguiente fórmula:

$$\text{RHC} = \frac{\text{VMF (ACM) pos ACTZ} - \text{VMF (ACM) basal}}{\text{VMF (ACM) basal}} \times 100$$

En este caso se considera normal un aumento en la VMF de un 30 % o mayor, y patológico si es menor del 20 %, aunque algunos grupos consideran patológico un incremento menor del 10 % (20).

Este test tiene como ventaja principal que no precisa de la colaboración del enfermo y no requiere del equipo instrumental necesario en la prueba de CO_2. Sin embargo, es un método semiinvasivo, contraindicado en sujetos con reacción conocida a las sulfonamidas y en el que la respuesta obtenida en grupos de sujetos normales y con oclusión carotídea es variable en comparación con el test de apnea o inhalando CO_2. Por otro lado, la duración total del estudio es de 30 minutos aproximadamente, superior a la del test de apnea o con inhalación de CO_2.

6.1.7.4. Test de apnea

Con el enfermo acostado, tranquilo, se monitorizan las dos ACM de la forma descrita en los dos estudios anteriores, se efectúa un registro basal de las velocidades y luego se le pide al enfermo que detenga la respiración durante 20-30 segundos, sin realizar una inspiración profunda previa. Nuevamente se determina la VMF y a partir de los valores basales y finales se calcula entonces el porcentaje de incremento de la velocidad media de flujo (PIV) y el índice de apnea voluntaria (IAV). Según el resultado de algunos estudios, debido a la buena correlación que existe entre los dos parámetros no es imprescindible calcular el IAV.

De acuerdo con los resultados de Jiménez Caballero y Segura, se acepta como normal un incremento en el IAV de 1,66 % o mayor en sujetos menores de 45 años; después de esa edad y hasta los 65, mayor de 1,46 % y en mayores de 65 años el límite es de 1,23 % (21).

$$\text{Porcentaje de incremento en la VMF (PIV)} = \frac{\text{VMF al final de la apnea - VMF basal}}{\text{Velocidad media basal (ACM)}} \times 100$$

$$\text{Índice de apnea voluntaria (IAV)} = \frac{\text{Porcentaje de incremento de la VMF}}{\text{VMF ACM basal x segundos de apnea}} \times 100$$

La principal ventaja de esta prueba es su sencillez, no necesita de equipamiento extra, medicación alguna, ni de gran habilidad del explorador. Sin embargo, igual que en el test del CO_2 se requiere de la colaboración del enfermo.

6.1.8. Detección de microembolismos (MES)

Una placa de ateroma puede generar embolismos si está rota, y a partir de la fragmentación de un trombo formado sobre la superficie irregular o en una úlcera. La demostración del paso de MES por la circulación intracraneal tiene una fuerte implicación terapéutica y se ha relacionado con un 50 % de riesgo de recurrencia precoz de eventos isquémicos (22). Está demostrado que el riesgo de recidiva del ictus se reduce una vez que se indican medicamentos con efecto antiagregante. Una forma de establecer la eficacia de estos medicamentos o de un esquema de antiagregación radica en cuantificar la cantidad de MES que transitan en la circulación cerebral antes y después de iniciado el tratamiento.

La detección de los MES se basa en la observación de los sonogramas registrados, a partir de la monitorización de las ACM durante un período de tiempo. La señal del émbolo aparece sobre la imagen de la curva de flujo como un trazo vertical que se extiende en ocasiones hasta la línea de base. Su morfología en forma de trazo, en vez de ser representado como un punto, es debida a la transcripción lineal por parte del analizador espectral como resultado de la fuerte intensidad de señal que satura los receptores alterando la resolución direccional del aparato.

Las señales generadas por los émbolos (*HITS, high intensity signals*) son unidireccionales (positivas o negativas) en el interior del sonograma y su duración es habitualmente corta (entre 10 y 100 ms) e inversamente proporcional a la velocidad de la sangre (Fig. 6) (Tabla 3).

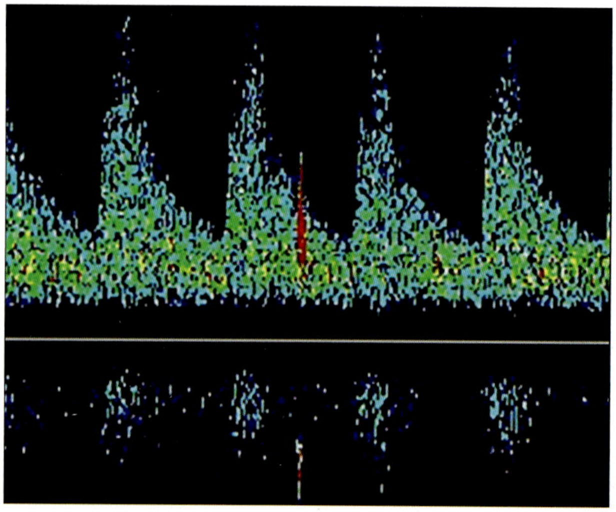

Fig. 6. Señal de un émbolo en el interior de un sonograma de la arteria cerebral media, próximo a la bifurcación carotídea. Trazado lineal, vertical en rojo, inmediato a la muesca de apertura de la válvula aórtica, casi al final de la sístole.

Émbolos mayores de 100 micras son fácilmente detectados y su presencia es sugestiva de la existencia de una fuente activa (23).

Tabla 3. Criterios establecidos para identificar señales embolicas (23).

- Señal audible (sonido característico).
- Breve: duración menor de 300 ms.
- Intensidad mayor de 3 db en la banda espectral de base.
- Predominio unidireccional. Detección secuencial entre las dos profundidades seleccionadas.
- La señal aparece sola, generalmente al final de la sístole.

6.1.8.1. Descripción de la técnica

Con el paciente en reposo, en decúbito supino, la técnica de detección de MES consiste en insonar una arteria intracraneal (generalmente la ACM) a dos profundidades diferentes, mayores de 10 mm y durante 30 minutos. Con esta finalidad se utiliza un casco que permite fijar los transductores al cráneo; una vez ajustado se localizan ambas ACM en su segmento proximal (M1) a una profundidad entre 45-60 mm. A diferencia del estudio convencional de DTC, el registro se realiza con sondas de 2-2,5 MHz, capaces de evaluar el vaso a dos profundidades simultáneamente y de diferenciar entre un émbolo sólido y uno gaseoso. Fijar la longitud del volumen de muestra entre 5 y 10 mm incrementa la sensibilidad de los resultados.

6.1.9. Estenosis intracraneal

La estenosis intracraneal se refiere a la reducción del calibre de la luz arterial que determina una disminución del área de corte en ese punto, que pueda ser diagnosticada por alguna variante de estudio de neuroimagen.

La enfermedad ateroesclerótica de arterias intracraneales es responsable de casi el 10 % de los ataques isquémicos transitorios e infartos cerebrales (24) con variaciones según el grupo poblacional estudiado. Los sitios más frecuentemente afectados son los sifones carotídeos, el segmento proximal de la ACM (M1), la AV y el segmento proximal de la AB y la porción proximal (P1) de la arteria cerebral posterior (ACP).

Varios estudios han comparado la sensibilidad, especificidad, valores predictivos positivos y negativos del DTC con otras técnicas más invasivas (angio-TAC, angio-RM y angiografía cerebral), encontrándose una excelente correlación diagnóstica (25,26). Sin embargo, la precisión del DTC es mayor para las arterias de la circulación anterior que en el territorio vertebrobasilar donde realizar la determinación presenta una mayor dificultad técnica y no en todos los casos se consigue insonar la arteria basilar en todo su trayecto.

En algunos estudios se intenta definir criterios por DTC para establecer el diagnóstico de una estenosis >50 % en las arterias intracraneales principales (25,27,28,29). Al respecto, se ha propuesto que VSP > 140 cm/s o velocidades medias superiores a 100 o 120 cm/s caracterizan una estenosis de al menos el 50 %. Es importante que la velocidad de flujo en el sitio donde se sospecha que existe una estenosis sea comparada con la homóloga contralateral a la misma profundidad, y en otros segmentos de la misma arteria para ser consideradas significativas. Se puede decir que cuando la velocidad media se duplica comparada con el lado contralateral o en el segmento preestenótico estamos ante una estenosis del 50 % y si se triplica probablemente exista una estenosis del 70 %. Otros signos indirectos que pueden apoyar el diagnóstico son: señal de flujo turbulento en el sitio de estenosis, variabilidad del IP (aumentado si es una estenosis focal) y presencia de flujo divergente (por ej., aceleración de arteria cerebral anterior [ACA] ipsilateral en una estenosis de la ACM [M1]) (25,30) (Tabla 4).

Tabla 4. Diagnóstico por ultrasonido de una estenosis intracraneal

- Incremento circunscrito de la velocidad media máxima del flujo sanguíneo superior a lo establecido para cada arteria.
- Diferencia superior al 30 % de la velocidad media de flujo con respecto al segmento equivalente de la arteria contralateral.
- Alteraciones en los sonogramas: incremento de las señales de baja frecuencia, ensanchamiento del espectro y presencia de ecovibraciones de la pared arterial.

En 2007, *The Stroke Outcomes and Neuroimaging of Intracranial Atherosclerosis* (SONIA) realizó un estudio en el que incluyeron 407 pacientes con la finalidad de comparar el desempeño del DTC con la angio-IRM (imagen con resonancia magnética (31), posteriormente en 2011 fueron revisados y se añadió la proporción entre la VMF en el sitio de la estenosis y preestenosis (32) (Tabla 5).

Tabla 5. Criterios diagnósticos y desempeño del DTC para estenosis mayor de un 50 % (criterios del SONIA revisados).

	Sensibilidad	Especificidad	VPP	VPN	Desempeño
ACM					
VMF > 100 cm/s	77,6	93	73,1	94.4	89,9
PEP >2	79,6	94	76,5	94,9	91,1
AV-AB					
VMF 90 cm/s	68,8	99,3	95,7	93,2	89,9
PEP >2	65,6	97,8	87,5	92,5	91,8

ACM: arteria cerebral media, AV: arteria vertebral, AB: arteria basilar, PEP: proporción entre sitio de la estenosis-preestenosis, VPN: valor predictivo negativo, VPP: valor predictivo positivo.

6.1.9.1. Gradación de las estenosis intracraneales según los niveles de VPS

Existen criterios validados para categorizar las estenosis de ACI intracraneal y ACM, según la velocidad máxima de pico sistólico: ligeras (140-209 cm/s), moderadas (210-279 cm/s) y graves (>280 cm/s) (32). Pueden emplearse por defecto estos mismos valores para graduar de forma aproximada las estenosis del resto de segmentos arteriales. Además, la detección de turbulencia es propia de estenosis que causan una reducción de diámetro superior al 80 %.

A diferencia de la estenosis situada en las carótidas extracraneales en que con el dúplex accedemos a las características de la pared arterial y de la placa de ateroma, en la lesión intracraneal, con los equipos actuales, no es posible obtener información morfológica que nos oriente al diagnóstico de la causa de la estenosis, aunque la combinación con lesiones ateroescleróticas extracraneales apoya la sospecha, sobre todo si los cambios hemodinámicos persisten en el tiempo o progresan, y se excluyen las causas de cardioembolismo. La historia natural de estas lesiones es variable, muchas permanecen estables en el tiempo, pocas experimentan una regresión, y un número no despreciable de ellas progresan de forma rápida, siendo la causa de ictus por mecanismo hemodinámico, aunque el embolismo arteria-arteria ha sido descrito.

6.2 Ictus cardioembólico

Los ictus producidos por embolismos de origen cardiovascular constituyen el 25 % de los enfermos con enfermedad cerebrovascular isquémica, tienen una causa específica dentro de la patología cardiaca y la incidencia aumenta con la edad (33).

En el ictus cardioembólico, a diferencia de los causados por otros mecanismos, el pronóstico generalmente es peor (34-36). La instalación súbita de la oclusión arterial en un árbol arterial viable que no ha desarrollado una circulación colateral provoca que el tiempo de penumbra isquémica sea inferior a la del ictus aterotrombótico. Visto de otro modo, el territorio vascular afectado es más vulnerable a la necrosis por isquemia, lo que implica mayor discapacidad. Por otro lado, el material embólico tiende a ser más voluminoso, condición que actúa en contra del resultado de la trombólisis farmacológica.

El ictus de origen cardíaco puede ser diferenciado de otros subtipos, apoyándonos en los antecedentes patológicos del enfermo y en algunas características clínicas. Sin embargo, ningún síntoma o signo clínico es suficientemente sensible o específico para permitir realizar el diagnóstico etiológico sin el empleo de las técnicas de imagen. Así, es necesario contar con el resultado de la TC y/o la IRM, la ecocardiografía y la ecografía dúplex color cervical y transcraneal realizados durante el ingreso o en el seguimiento en consulta.

En casos específicos, la probabilidad de establecer el diagnóstico de cardioembolismo y de precisar la causa depende de la extensión del plan diagnóstico que se realice. Una vez que el paciente ha recibido las medidas iniciales de tratamiento, la evaluación con ultrasonido de las arterias cervicales e intracraneales es esencial para excluir las causas arteriales y conocer si se ha producido o no la recanalización arterial.

En pacientes en los que se sospecha una patología cardíaca potencialmente embolígena y la ecocardiografía no es concluyente, y además existe una estenosis carotídea significativa o una placa blanda ulcerada, determinar cuál es la fuente activa de embolismos (cardiaca vs. arterial) es importante para guiar el tratamiento médico. En este contexto, la determinación de microembolismos (MES) con el DTC puede ayudar a precisar cuál es la fuente; si los MES tienen su origen en el corazón la detección simultánea en ambas ACM y en la AB apoya el diagnóstico. Utilidad adicional se le puede encontrar en un enfermo en el que se inicia la anticoagulación; la repetición del estudio permite apoyar la eficacia del tratamiento si el resultado es negativo (37).

6.2.1. Shunt cardíacos derecha-izquierda por persistencia del foramen oval

El foramen oval es una comunicación interauricular que permite el paso de sangre desde la aurícula derecha hacia la izquierda durante la vida fetal. En el momento del parto con el inicio de la circulación pulmonar se cierra al establecerse un gradiente de presión entre ambas aurículas a favor de la izquierda. Con el tiempo la membrana que cubre el foramen oval se adhiere y lo ocluye de forma permanente. Sin embargo, estudios de necropsias realizados en corazones sanos describen la persistencia de un foramen oval permeable (FOP) en el 27 % de los casos, sin diferencias entre grupos de edades.

Algunos estudios han documentado la asociación entre FOP e ictus, particularmente en enfermos menores de 55 años, en los que la prevalencia puede llegar al 40 % (38). La presencia de FOP asociado con ictus criptogénico tiene un *odds ratio* (OR) de 3,9 y en adultos menores de 55 años si coexiste además con un aneurisma del septum atrial el OR asciende a 33,3.

Con el DTC o el DTCC se puede detectar la existencia de una comunicación derecha-izquierda secundaria a un FOP o fístula pulmonar a la cabecera del enfermo, inyectando solución salina y aire mezclados durante la sonorización de las arterias cerebrales medias o la basilar.

6.2.1.1. Descripción del test de burbujas con el DTC

- Se coloca el paciente en decúbito supino.
- El estudio es posible realizarlo colocando el casco diseñado para el monitoreo de émbolos, localizando las dos ACM a través de la ventana temporal a dos profundidades (distancia entre 7-10 mm) con la sonda de 2-2,5 MHz o insonando con la sonda de 2 MHz una de las ACM. En pacientes con ventana temporal no útil, el estudio se puede realizar sonorizando la AB a través de la ventana occipital.
- Se canaliza la vena antecubital en la flexura del codo con un catéter 20 (sí se coloca la vía endovenosa más distal, se pueden obtener resultados falsos negativos).
- Se carga 9 ml de suero fisiológico 0,9 % + 1 ml de aire en una jeringuilla de 10 ml que queda conectada con otra jeringuilla de similar característica a través de los orificios laterales de una llave de tres pasos colocada en el catéter. En la jeringa que queda vacía se extraen 0,2-0,3 ml de sangre. Se intercambia entonces la solución salina con el aire y la sangre que se obtiene de una emulsión de microburbujas.

El test consta de dos partes, un registro basal en el que se administra la solución de microburbujas con el paciente respirando normal y al final de la maniobra de Valsalva. El proceder se puede repetir hasta tres veces en cada parte.

La maniobra de Valsalva debe estandarizarse haciendo soplar al paciente a través de un manómetro (esfigmomanómetro) hasta alcanzar una presión de 50-60 mmHg, manteniéndola al menos durante 5-7 segundos o indicándole soplar a través de la base de una jeringa de 10 mm, una vez extraído el émbolo, durante el mismo tiempo. La solución es inyectada en 1-2 segundos al final de la maniobra de Valsalva. El enfermo debe ser instruido previamente en la realización de la maniobra y la eficacia de la misma es comprobada al observar una reducción de al menos del 25 % en la velocidad media de flujo en la arteria sonorizada (39) (Fig. 7).

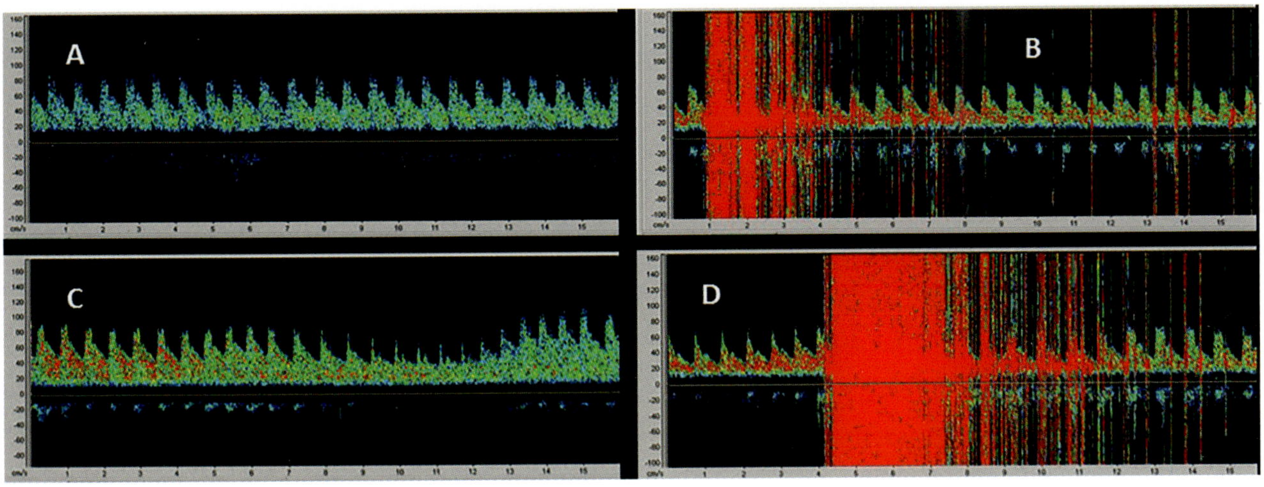

Fig. 7. Test burbujas. Registros sonogramas de arteria cerebral media. A: Registro basal. B: Paso de burbujas en la fase basal. C: Disminución de la velocidad de flujo durante el Valsalva. D: Paso de burbujas al final del Valsalva (nótese que el registro de las burbujas ocurre en el momento en que comienza a recuperarse la velocidad de flujo).

6.2.1.2. Interpretación de los resultados

En el caso de un *shunt* de derecha a izquierda de origen cardíaco las señales de las microburbujas de aire se detectan de 7 a 10 segundos después de terminada la maniobra de Valsalva, si se tratase de una fístula pulmonar el registro debe extenderse hasta 1 minuto después de administrada la emulsión de microburbujas (40).

Patrones denominados «en ducha» (más de 25 señales) o en cortina (incontables) son reconocidos como un factor de riesgo independiente para el ictus isquémico de origen desconocido (Fig. 7).

De acuerdo con el patrón obtenido es posible tener una idea bastante aproximada de la magnitud del FOP (41).

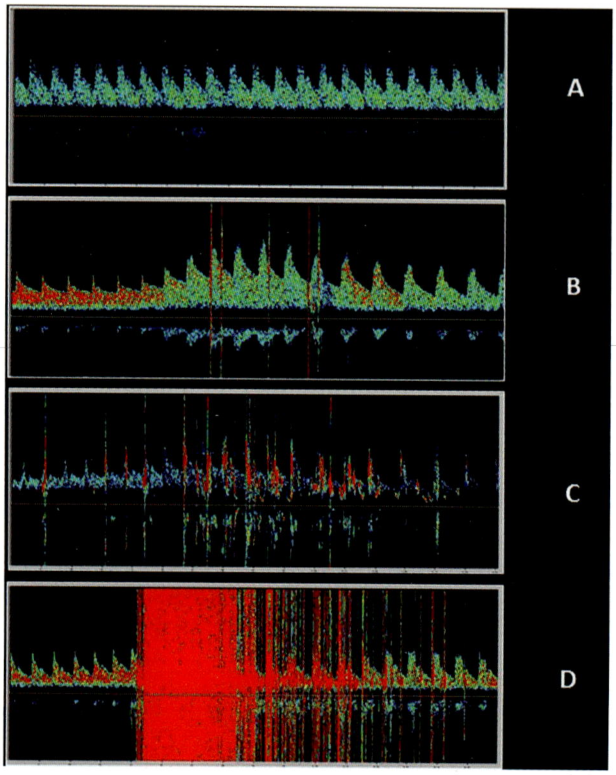

Fig. 8. Test de burbujas con DTC, registros en arteria cerebral media. Patrones según la magnitud del *shunt* de derecha a izquierda. A: Sonograma normal (test negativo). B: Shunt < 10 señales. C: > 10 señales (patrón en ducha). D: Cortina.

En la práctica clínica, diferentes métodos son usados para la detección de *shunt* de derecha a izquierda a través del FOP, entre los que se cuentan métodos no invasivos como el ecocardiograma transtorácico (ETT) y el DTC y semiinvasivos como la ecocardiografía transesofágica (ETE). Los datos existentes presentan una alta correlación entre DTC y ETE con contraste salino, con una concordancia del 100 % (42,43). El desarrollar de manera rutinaria la maniobra de Valsalva durante la realización del estudio mejora su sensibilidad y especificidad, incrementando la positividad de los resultados hasta en un 45 %; el ascenso de la presión en la aurícula derecha favorece la expresión de un *shunt* derecha-izquierda intermitente a través del FOP.

Los resultados de diferentes estudios indican que el ETE con material de contraste tiene una alta especificidad en la detección del PFO (43), sin embargo, la desventaja de este estudio es que al ser semiinvasivo es molesto, depende de la colaboración del paciente y del estado de su deglución, lo cual se torna particularmente difícil en pacientes con ictus y disfagia. De esta manera, el DTC se ha propuesto como un método alternativo para la detección de *shunt* derecha-izquierda secundaria a FOP y es considerado superior al ecocardiograma con imagen bidimensional del septo atrial después de inyección intravenosa de medio de contraste salino. De acuerdo a las recomendaciones de la Academia Americana de Neurología, el DTC con contraste es comparable con el ETE con contraste para la detección de *shunts* derecha-izquierda debidos a PFO (recomendación Tipo A, evidencia Clase II) (44). Sin embargo, el ETE provee información anatómica directa acerca de la causa y la localización del shunt, y de la existencia o no de un aneurisma del septo atrial. En este punto, a la cabecera del enfermo, en una unidad de ictus o servicio dedicado a la atención de enfermos cerebrovasculares, parece lógico considerar el test de burbujas con el DTC como un instrumento diagnóstico de selección para indicar un ETE en un enfermo con un ictus criptogénico o indeterminado en el que la prueba resulta positiva.

6.3 Enfermedad oclusiva de pequeño vaso arterial o infarto lacunar

Infarto de pequeño tamaño (menor de 1,5 cm de diámetro) en el territorio de una arteria perforante cerebral, que habitualmente ocasiona clínicamente un síndrome lacunar (hemiparesia motora pura, síndrome sensitivo puro, síndrome sensitivo-motriz, hemiparesia-ataxia y disartria-mano torpe) en un paciente con antecedente personal de hipertensión arterial u otros factores de riesgo cerebrovascular, en ausencia de otra etiología. En estos casos, la exclusión de ateromatosis extracraneal y una causa de cardioembolismo sumado a las características del infarto en los estudios de imagen apoyan el diagnóstico. La oclusión o aumento de la resistencia al paso de la sangre en las arterias perforantes se expresa con aumento del índice de pulsatilidad en los registros de las grandes arterias intracraneales.

Referencias bibliográficas

1. Martínez-Sánchez P, Tsivgoulis G, Lao A, Sharma V, Alexandrov AV. El ultrasonido en la isquemia cerebral aguda. Neurología 2009;24(1):59-68.

2. Sobrino-García P, Garcia-Pastor A, Garcia-Arratibel A, Dominguez-Rubio R, Rodriguez-Cruz PM, Iglesias-Mohedano AM, et al. Implicaciones diagnósticas, pronosticas y terapéuticas del Dúplex Color Transcraneal en el ictus isquémico agudo: Validación de los grados TIBI y COGIF. Rev Neurol 2016; 63(8), 351-57.

3. Carrera E, Maeder-Ingvar M, Rossetti AO, Devuyst G, Bogousslavsky J. Trends in risk factors, patterns and causes in hospitalized strokes over 25 years: the Lausanne Stroke Registry. Cerebrovasc Dis 2007; 24:97-103.

4. Donald Lloyd-Jones et al. Writing Group Members. Heart Disease and Stroke Statistics 2010 Update: A Report From the American Heart Association. Circulation 2010;121;e46-e215.

5. Koo J. The Latest Information on Intracranial Atherosclerosis: Diagnosis and Treatment. Intervent. Neurol 2015;4(1-2):48-50.

6. Serena J, P. Irimia P, Calleja S, Blanco M, Vivancos J, Ayo-Martín Ó. Cuantificación ultrasonografíca de la estenosis carotídea: recomendaciones de la Sociedad Española de Neurosonología. Neurología. 2013;28(7):435-42.

7. HJ, Barnes RW, Clagett GP, Ferguson GG, Robertson JT, Walker PM. Symptomatic carotid artery stenosis: a solvable problem. North American Symptomatic carotid Endarterectomy Trial. Stroke. 1992;23(8):1048-53.

8. MRC European Carotid Surgery Trial. Randomised trial of endarterectomy for recently symptomatic carotid stenosis: final results of the MRC European Carotid Surgery Trial (ECST). Lancet 1998;351:1379-87.

9. Tokunaga K, Koga M, Yoshimura S, Arihiro S, Suzuki R, Nagatsuka K, Toyoda K·Optimal Peak Systolic Velocity Thresholds for Predicting Internal Carotid Artery Stenosis Greater than or Equal to 50 %, 60 %, 70 %, and 80. J Stroke Cerebrovasc Dis. 2016; 25(4):921-6.

10. Jahromi AS, Cinà CS, Liu Y, Clase CM. Sensitivity and specificity of color duplex ultrasound measurement in the estimation of internal carotid artery stenosis: a systematic review and meta-analysis. J Vasc Surg. 2005;41(6):962-72.

11. Grant EG, Benson CB, Moneta GL, Alexandrov AV, Baker JD, Bluth EI, et al. Carotid artery stenosis: grayscale and Doppler ultrasound diagnosis—Society of Radiologists in Ultrasound consensus conference. Ultrasound Q 2003;19(4):190-8.

12. Khandelwal P, Chaturvedi S. Carotid Disease Management: Surgery, Stenting, or Medication. Curr Cardiol Rep 2015;17(9):625.

13. Rothwell PM, Eliasziw M, Gutnikov SA, Fox AJ, Taylor DW, Mayberg MR, et al; Carotid Endarterectomy Trialists' Collaboration... Analysis of pooled data from the randomized controlled trials of endarterectomy for symptomatic carotid stenosis. Lancet. 2003;361:107-16.

14. Momjian-Mayor I, Burkhard P, Murith N, Mugnai D, Yilmaz H, Narata AP, et al. Diagnosis of and treatment for symptomatic carotid stenosis: an updated review. Acta Neurol Scand. 2012;126(5):293-305.

15. Rodríguez-Botoa G, Rivero-Garvíab M, Gutiérrez-González R, Márquez-Rivas J. básicos sobre la fisiopatología cerebral y la monitorización de la presión intracraneal. Neurologia 2015;30:16-22.

16. Irimia P, Segura T, Serena J, Moltó JM. Neurosonología. Aplicaciones diagnósticas para la práctica clínica. Editorial Médica Panamericana S.A, Madrid, 2011.

17. Vernieri F, Pasqualetti P, Passarelli F, Rossini PM, Silvestrini M. Outcome of carotid artery occlusion is predicted by cerebrovascular reactivity. Stroke 1999,30(3): 593-98.

18. Gupta A, Chazen JL, Hartman M, Delgado D, Anumula N, Shao H, et al. Cerebrovascular reserve and stroke risk in patients with carotid stenosis or occlusion: a systematic review and meta-analysis. Stroke 2012;43(11):2884-91.

19. Diehl RR. Cerebral autoregulation studies in clinical practice. European Journal of Ultrasound 2002,16:31-6.

20. Segura T, Serena J, Osuna MT, Dávalos A, Alvarez FJ, Silva Y, et al. Valores de normalidad de la reserva hemodinámica cerebral (RHC) evaluada mediante el test de CO2. Neurología 2002,17(5):231-36.

21. Schreiber SJ, Gottschalk S, Weih M, Villringer A, Valdueza JM. Assessment of blood flow velocity and diameter of the middle cerebral artery during the acetazolamide provocation test by use of transcranial Doppler sonography and MR imaging. Am J Neuroradiol 2000;21(7):1207-11.

22. Jiménez-Caballero PE, Segura T. Normal values of cerebral vasomotor reactivity using the Breath-Holding Test. Rev Neurol 2006;43(10):598-602.

23. King A,Markus HS. Doppler Embolic Signals in Cerebrovascular Disease and Prediction of Stroke Risk. A Systematic Review and Meta-Analysis. Stroke 2009;40:3711-17.

24. Dittrich R, Ritter MA, Droste DW. Microembolus detection by transcranial doppler sonography. European Journal of Ultrasound 2002;16: 21-30.

25. Hoak DA, Lutsep HL. Management of Symptomatic Intracranial Stenosis. Curr Cardiol Rep 2016;18(9):83.

26. Felberg RA, Christou I, Demchuk AM, Malkoff M, Alexandrov AV. Screening for intracranial stenosis with transcranial doppler: the accuracy of mean flow velocity thresholds. J Neuroimaging 2002;12:1-6.

27. Tsivgoulis G, Sharma VK, Lao AY, Malkoff MD, Alexandrov AV. Validation of Transcranial Doppler With Computed Tomography Angiography in Acute Neuroimaging 1994;4:182-87.Cerebral Ischemia. Stroke 2007;38:1245-49.

28. Rorick MB, Nichols FT, Adams RJ. Transcranial Doppler correlation with angiography in detection of intracranial stenosis. Stroke 1994;25:1931-34.

29. Rother J, Schwartz A, Wentz KU, Rautenberg W, Hennerici M. Middle cerebral artery stenoses: assessment by magnetic resonance angiography and transcranial Doppler ultrasound. Cerebrovasc Dis 1994;4:273-79.

30. Schwarze JJ, Babikian V, DeWitt LD, Sloan MA, Wechsler LR, Gomez CR et al. Longitudinal monitoring of intracranial arterial stenoses with transcranial Doppler ultrasonography. J Neuroimaging1994;4:182-87.

31. Alexandrov AV, Bladin CF, Norris JW. Intracranial blood flow velocities in acute cerebral ischemia. Stroke 1994;25:1378-83.

32. Feldmann E, Wlterdink JL, Kosinski A, Lynn M, Chimowitz MI, SarafinJ, et al. The Stroke Outcomes and Neuroimaging of Intracranial Atherosclerosis (SONIA) trial. Neurology 2007;68:2099 -2106.

33. Zhao L, Barlinn K, Sharma VK, Tsivgoulis G, Cava LF, Vasdekis SN, et al. Velocity Criteria for Intracranial Stenosis Revisited. An International Multicenter Study of Transcranial Doppler and Digital Subtraction Angiography. Stroke 2011;42(12):3429-34.

34. Ferro JM. Cardioembolic stroke: an update. Lancet Neurology 2003; 2(3): 177-88.

35. Arboix A, García-Eroles L, Massons J, Oliveres M. Predictive clinical factors of in-hospital mortality in 231 consecutive patients with cardioembolic cerebral infarction. Cerebrovasc Dis 1998; 8(1): 8-13.

36. Eriksson S-E, Olsson J-E. Survival and recurrent strokes in patients with different subtypes of stroke: a fourteen-year follow-up study. Cerebrovasc Dis 2001; 12(3): 171-80.

37. Kolominsky-Rabas PL, Weber M, Gefeller O, Neundoerfer B, Heuschmann PU. Epidemiology of ischemic stroke subtypes according to TOAST criteria: incidence, recurrence, and long-term survival in ischemic stroke subtypes—a population based study. Stroke 2001; 32(12): 2735-40.

38. Kaposzta Z, Young E, Bath PMW, Markus HS. Clinical Application of Asymptomatic Embolic Signal Detection in Acute Stroke. A Prospective Study. Stroke 1999;30(9):1814-18.

39. Dalen JE, Alpert JS. Cryptogenic Strokes and Patent Foramen Ovales: What's the Right Treatment? Am J Med 2016;129(11):1159-62.

40. D'Andrea A , Conte M, Cavallaro M, Scarafile R, Riegler L, Cocchia R et al. Transcranial Doppler ultrasonography: From methodology to major clinical applications. World J Cardiol 2016;8(7):383-400.

41. Kimura K, Minematsu K, Wada K, Yasaka M, Tagaya M, Kuribayashi S, et al. Transcranial Doppler of a Paradoxical Brain Embolism Associated with a Pulmonary Arteriovenous Fistula. Am J Neuroradiol 1999;20:1881-84.

42. Serena J, Segura T, Perez-Ayuso MJ, Bassaganyas J, Molins A, Dávalos A. The need to quantify right-to-left shunt in acute ischemic stroke: a case-control study. Stroke 1998; 29(7): 1322-28.

43. Mojadidi MK, Bogush N, Caceres JD, Msaouel P, Tobis JM. Diagnostic accuracy of transesophageal echocardiogram for the detection of patent foramen ovale: a meta-analysis. Echocardiography 2014;31(6):752-8.

44. Katsanos AH, Psaltopoulou T, Sergentanis TN, Frogoudaki A, Vrettou AR, Ikonomidis I, et al. Transcranial Doppler versus transthoracic echocardiography for the detection of patent foramen ovale in patients with cryptogenic cerebral ischemia: A systematic review and diagnostic test accuracy meta-analysis. Ann Neurol. 2016;79(4):625-35.

45. Sloan MA, Alexandrov AV, Tegeler CH, Spencer MP, Caplan LR, Feldmann E, et al. Assessment: Transcranial Doppler ultrasonography: Report of the Therapeutics and Technology Assessment Subcommittee of the American Academy of Neurology. Neurology 2004;62(9);1468-81.

Capítulo 7
Seguimiento del enfermo con anemia drepanocítica

Claudio Enrique Scherle Matamoros

La anemia por células falciformes (anemia drepanocítica o hemoglobinopatía S) es una enfermedad genética transmitida con un patrón de herencia autosómico recesivo, resultado de una mutación en el gen que codifica la cadena beta de la hemoglobina (codón 6, cromosoma 11) (1).

La primera publicación de un infarto cerebral en un niño con drepanocitosis corresponde a Sydenstricker y colegas, en el año 1923, y aunque en la siguiente década se publicaron algunos casos más, no es hasta 1935 en que se comienza a investigar la patogenia de la afectación del sistema nervioso (2). En 1939, William H. Bridgers patólogo del Hospital Universitario de Duke en Carolina del Norte publicó la descripción clinicopatológica de un niño afroamericano de 4 años de edad con diagnóstico de trombosis cerebral en la región de la cápsula interna izquierda y antecedente en la familia de varios hermanos fallecidos con manifestaciones similares. En la descripción anatomopatológica, Bridgers describía que los cambios observados correspondían con una endarteritis obliterante, con fragmentación de la capa elástica interna y encefalomalacia del tejido irrigado por la arteria cerebral media (3).

La confirmación clínica del daño arterial en enfermos tardó más de tres décadas, motivado por el temor a inducir crisis vasooclusivas al suministrar el fármaco de contraste radiológico disponible en la época (hipertónico) con el objetivo de realizar una angiografía. En 1972, Stockman y colegas publicaron los resultados de los estudios angiográficos realizados a 6 pacientes previamente preparados con transfusiones. En todos los casos encontraron segmentos en los grandes vasos intracraneales con estenosis y en dos casos describieron un patrón de circulación colateral compatible con la enfermedad de Moyamoya (4).

Epidemiologia y características clínicas

La drepanocitosis es más frecuente en personas con antepasados originarios del África subsahariana, la India, Arabia Saudita o los países del Mediterráneo. En el continente americano, como consecuencia de las migraciones, la frecuencia del gen ha aumentado. En Estados Unidos afecta aproximadamente a 72.000 personas, principalmente afroamericanos, en los que 1 de cada 500 nacidos vivos tiene la enfermedad (5).

En Cuba, se calcula que existen alrededor de 4.000 enfermos y la incidencia del estado del portador (AS) en la población general es del 3 %, mientras que en mestizos y negros se duplica. A partir de la creación de un programa nacional de atención a los enfermos con anemia por células falciformes, el promedio de sobrevida en el paciente adulto en el año 1996 era de 42 años en el hombre y de 48 en la mujer; en la actualidad supera los 53 años en el hombre y los 58 años en la mujer (6,7).

La enfermedad cerebrovascular es una de las complicaciones más devastadoras de la drepanocitosis. Antes de la segunda década de la vida cerca del 11 % de los enfermos con hemoglobina SS presenta manifestaciones isquémicas cerebrales (8). En particular, en un niño enfermo el riesgo de sufrir un ictus antes de la segunda década de la vida es 333 veces mayor que en uno sano y se incrementa 3.000 veces si se registran velocidades de flujo muy elevadas en el DTC. En dos tercios de los casos, el ictus suele recurrir y el riesgo es mayor en los tres años siguientes al evento inicial. El infarto cerebral rara vez es fatal, opuesto al ictus hemorrágico, en el que la mortalidad es del 25 %.

El ictus isquémico predomina en edades tempranas, mientras que en la segunda década de la vida son más frecuentes las formas hemorrágicas. La edad promedio del primer evento isquémico se sitúa entre los 7-8 años y el pronóstico empeora si las manifestaciones clínicas comienzan temprano.

La incidencia de infartos silentes en estudios con imagen por resonancia magnética (IRM) fluctúa entre el 17-35 % y son más frecuentes en la drepanocitosis (SS) (9); en estos casos un mal desempeño en los estudios neuropsicológicos es un indicador de sospecha clínica. Un factor asociado a la incidencia de ictus isquémico es el tipo de hemoglobinopatía. En enfermos con hemoglobina SS la frecuencia es mayor respecto a los SC y a los S**β**eta talasémicos, aunque en los S**β**eta^0 la evolución es casi similar a la de los homocigotos.

Etiopatogenia

En la anemia por células falciformes, la mutación en el codón 6 del gen que sintetiza la cadena β de la hemoglobina provoca que la hemoglobina posea valina en lugar de glutamina (1,5,6). La hemoglobina (Hb) S resultante es inestable e insoluble; en situaciones que provocan hipoxia se polimeriza y el eritrocito adopta la apariencia de una hoz. La morfología falciforme del hematíe entorpece su paso por la microcirculación provocando su hemólisis. Una vez que la Hb se encuentra libre en el plasma actúa captando el óxido nítrico secretado en las células endoteliales y junto con el aumento en la secreción de endotelina-1 que se produce estimula la contracción de la pared arterial, la agregación plaquetaria y la activación de la cascada de la coagulación (10). Por otro lado, en la superficie del hematíe se expresan receptores para moléculas de adhesión que favorecen la unión de los glóbulos rojos, la formación de microtrombos y la adhesión al endotelio vascular. Todo este proceso lleva a la oclusión de los capilares y al daño isquémico de los tejidos. La Hb S tiende a autooxidarse y a formar metahemoglobina, induciendo la liberación de radicales libre superóxido que producen un daño adicional de la membrana endotelial. La estimulación crónica y multifactorial del endotelio provoca que un número alto de células expresen moléculas de adhesión VCAM-1, ICAM-1, selectina E y P. Esta condición, junto con la irregularidad de la superficie endotelial, predispone a la formación de trombos en los sitios donde la hiperplasia de la íntima es más intensa.

Desde un punto de vista histopatológico, la estenosis y la oclusión arterial es la consecuencia del engrosamiento segmentario de la pared del vaso. A la exuberante hiperplasia de la íntima con proliferación de los fibroblastos y de células musculares lisa se añade la separación de la lámina elástica interna y la fibrosis focal de la capa media (11).

La porción distal de la arteria carótida interna (ACI), el segmento proximal de la arteria cerebral media (ACM) y de la arteria cerebral anterior (ACA) son los vasos más afectados. En algunos pacientes la vasculopatía progresa estimulando el desarrollo de redes de vasos colaterales en la porción supraclinoidea de la ACI (síndrome de Moyamoya) (Fig. 1).

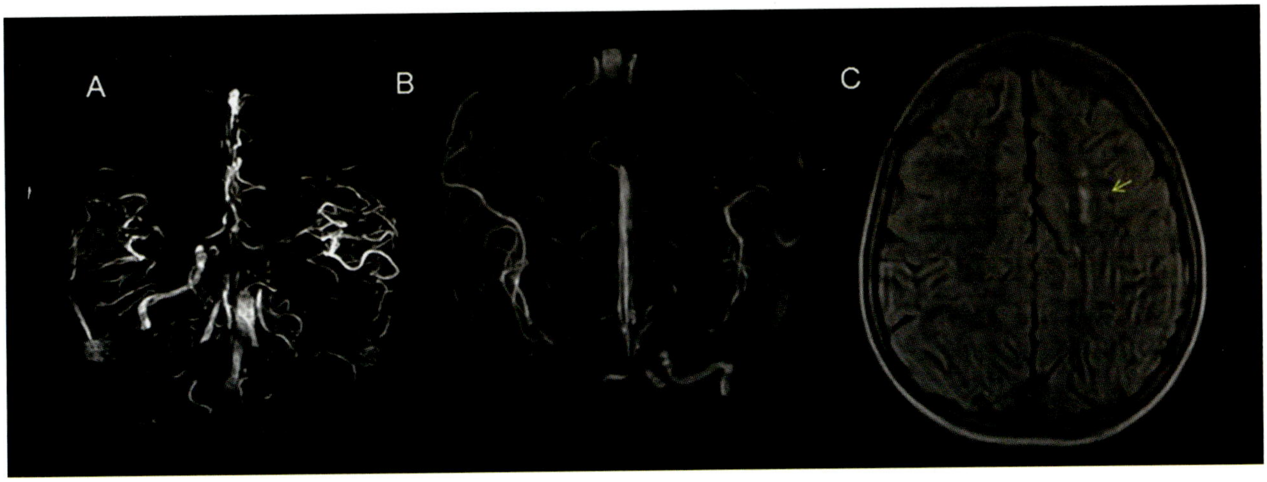

Fig. 1. A-B: Angiorresonancia magnética (*time of flight*) con patrón de Moyamoya bilateral y oclusión de la carótida interna izquierda extracraneal. C: Infarto en territorio en frontera entre ACM y la ACA izquierda.

En la drepanocitosis, la vasculopatía que afecta a los grandes vasos tiene un papel fundamental en la etiopatogenia del ictus. Sin embargo, no todos los eventos isquémicos pueden ser explicados por este mecanismo. Los infartos silentes demostrados en estudios de IRM son el resultado de la oclusión de pequeños vasos perforantes en la sustancia blanca cerebral; particularmente de los lóbulos frontales y parietales, y en regiones en frontera o vertiente entre los grandes vasos intracraneales.

Valor del DTC en el seguimiento de la anemia falciforme

En niños con drepanocitosis, preservar la función cerebral normal y prevenir la progresión de los cambios que ocurren en la pared arterial debe ser uno de los objetivos primordiales del tratamiento. En la actualidad, la prevención primaria del ictus en estos enfermos se facilita por el desarrollo de técnicas no invasivas que permiten estudiar las características hemodinámicas de la circulación intracraneal y discriminar si existen estenosis u oclusiones arteriales.

En el año 1992, Robert J. Adams y cols. evaluaron la eficacia del DTC para pesquisar el riesgo de ictus isquémico en pacientes con drepanocitosis (12). Seis años más tarde, el ensayo clínico STOP (*Stroke Prevention in Sickle Cell Disease*) demostró el beneficio de la transfusión de glóbulos rojos en la prevención de un primer ictus en más del 90 % de los pacientes seguidos con ultrasonido (13). La entrada al estudio STOP requería que el niño fuese un enfermo con la variante SS y que tuviese dos registros de DTC, realizados con un intervalo de dos semanas, con velocidad media de flujo (VMF) superior a 200 cm/s en una de las ACM o en la porción distal de las ACI. Los resultados de este estudio derivaron en que el 18 de septiembre de 1997 los Institutos Nacionales de Salud de EUA (NIH) emitieran la recomendación de evaluar con DTC a los niños con drepanocitosis entre 2 y 16 años de edad cada seis meses.

Considerando las complicaciones del tratamiento con transfusiones y su duración, se inició el STOP II en el que participaron niños asintomáticos con hemoglobinopatías SS o Sβ^{0} que habían sido tratados con transfusiones repetidas en el estudio anterior (14). A partir de los 30 meses de tratamiento, los pacientes se aleatorizaron en dos grupos, para continuar o suspender la medicación. El grupo en el que se detuvo las transfusiones, la velocidad del flujo sanguíneo aumentó en las arterias estudiadas y ocurrieron eventos isquémicos, mientras que los casos tratados permanecieron asintomáticos. Esta investigación llevo a la conclusión de que el esquema de transfusiones debe mantenerse por tiempo indefinido.

En la actualidad, la Academia Americana de Neurología recomienda el uso del DTC con un nivel de evidencia tipo A, clase I, para monitorizar el riesgo de infarto cerebral en niños con anemia drepanocítica (15).

Metodología del estudio con el DTC

El estudio de DTC es fácil de realizar y no invasivo, ventajas que lo convierten en el examen ideal para la evaluación inicial del estado de la circulación cerebral en niños con drepanocitosis. Tiene como desventaja la de ser una técnica observador dependiente, que requiere de la habilidad para conseguir ángulos inferiores a 30 grados entre la inclinación del transductor y el eje longitudinal del vaso.

La metodología utilizada para realizar el DTC en un niño es similar a la de un adulto, pero es necesario tener en cuenta que el diámetro cefálico es menor (véase Capítulo 2). Es importante iniciar la exploración midiendo el diámetro bitemporal; si la longitud es de 13 cm, la línea media craneal se encuentra a 65 mm y la bifurcación carotídea estará a una profundidad de 55 mm. En diámetros craneales menores, la bifurcación se ubica entre 10 u 8 mm de la línea media.

Con el enfermo acostado, en posición supina se coloca el transductor de 2 MHz en la porción posterior de la ventana temporal sobre el arco cigomático con una ligera inclinación anterior y hacia abajo. En caso de utilizarse la porción anterior de la ventana temporal el transductor debe dirigirse ligeramente hacia atrás para ubicar el segmento proximal de la ACM (M1) (Fig. 2).

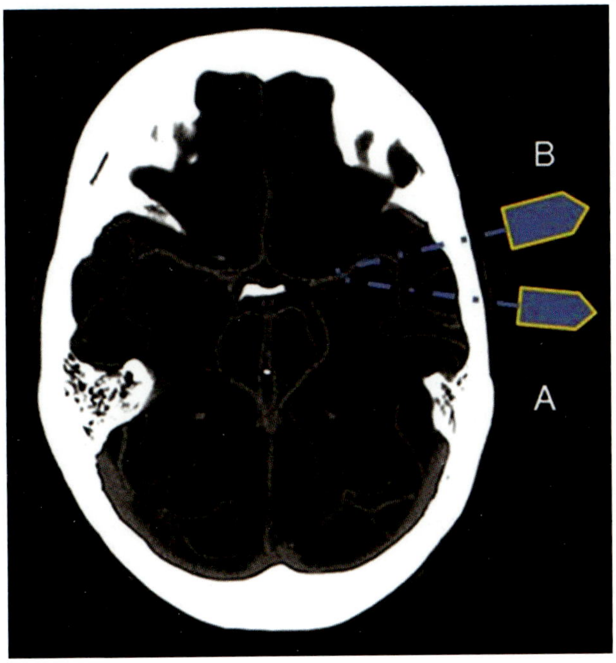

Fig. 2. Posición de transductor de 2 MHz en la ventana temporal. A: Ventana posterior. B: Ventana temporal anterior, leve inclinación posterior de la sonda para ubicar el segmento M1 de la ACM.

Como que el polígono de Willis tiene dimensiones menores y casi siempre en los niños encontramos una ventana temporal buena, es preferible utilizar un volumen muestra inferior a 10 mm para evitar registrar la señal de flujo en vasos adyacentes. En el protocolo del STOP se seleccionó un volumen muestra de 6 mm para incrementar la confiabilidad sobre el sitio que se estaba explorando en el vaso.

Una vez insonado el segmento M1 de la ACM se obtiene un sonograma positivo con dirección de flujo hacia el transductor. Los registros deben hacerse cada 2 mm y el vaso debe explorarse en toda su extensión hasta llegar a la bifurcación carotídea en que aparece un registro negativo que corresponde al segmento A1 de la ACA. La profundidad varía con la edad y el tamaño del cráneo del niño (Tabla 1) (Figs. 3 y 4).

Tabla 1. Profundidad (mm) a la que pueden ubicarse las arterias según el diámetro bitemporal.

Diámetro bitemporal (cm)	ACM	Bifurcación	ACA	ACP
12	30-54	50-54	50-58	40-60
13	30-58	52-58	52-62	42-66
14	34-62	56-64	56-68	46-70
15	40-66	56-66	56-72	50-70

*ACM: Arteria cerebral media. ACA: Arteria cerebral anterior. ACP: Arteria cerebral posterior.

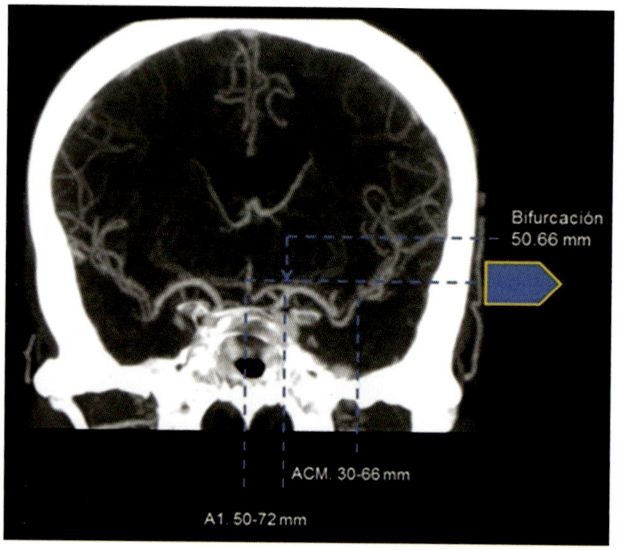

Fig. 3. Corte coronal de angio-TC en la que se ilustra la profundidad en la que se localizan los vasos de la circulación anterior.

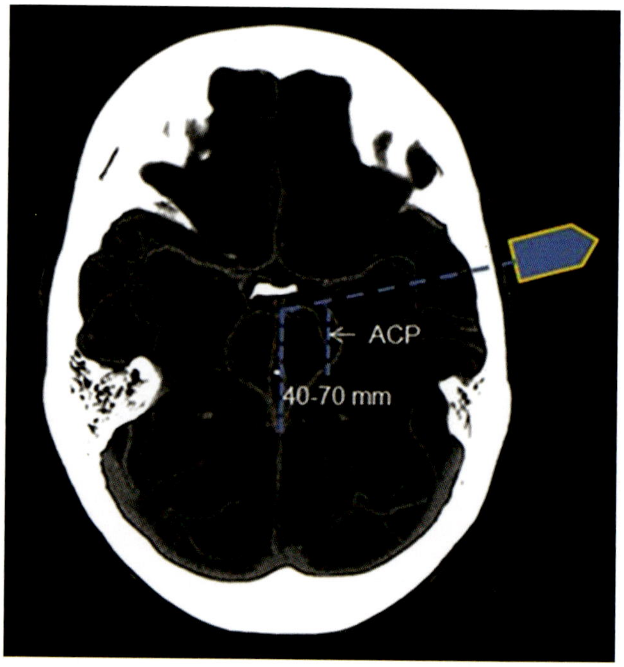

Fig. 4. Inclinación del transductor y profundidad en la que se ubica el segmento proximal (P1) y la porción distal (P2) de la arteria cerebral posterior.

El estudio del eje carotídeo debe completarse insonando la porción distal (C1) de la carótida supraclinoidea y el sifón, lo que se consigue inclinando ligeramente la sonda hacia abajo partiendo de la bifurcación (Tabla 2).

Una vez situados en la bifurcación de la ACI, la sonda se desvía hacia atrás y abajo, incrementando ligeramente la profundidad hasta obtener la señal de la arteria cerebral posterior (ACP).

Tabla 2. Aspectos a considerar para la realización adecuada del estudio.

- Seleccionar un volumen muestra inferior a 10 mm.
- Manipular el transductor para obtener un ángulo de insonación adecuado.
- Estudiar cada arteria en toda la extensión posible.
- Examinar con detalle cada segmento arterial.
- Prestar atención a la ganancia del sonograma y al sonido del flujo sanguíneo. La turbulencia puede ser expresión de una estenosis.

La porción extracraneal distal de la carótida interna (ACI *e*) se examina colocando la probeta de 4 MHz en la región cervical por dentro del músculo esternocleidomastoideo bajo el ángulo de la mandíbula (ventana submandibular). Si se requiere profundizar para evaluar la carótida interna distal con el transductor de 2 MHz, en Doppler pulsado, se profundiza entre 30-55 mm en relación con la longitud del cuello.

Factores que modifican los resultados del DTC

Dependientes del enfermo

Antes de comenzar el estudio es necesario explicar al acompañante y al niño, si su edad lo permite, las características no invasivas del estudio para conseguir realizarlo en un ambiente tranquilo. El llanto y la agitación provocan que el niño hiperventile y con ello disminuye la concentración sanguínea de $CO_{2,}$ se contraen las arteriolas, aumenta la resistencia al flujo sanguíneo y la velocidad de flujo disminuye. Por otro lado, no es conveniente sedar al enfermo o permitirle dormir. Durante el sueño la concentración de CO_2 se incrementa de 2 a 5 mm, favoreciendo la vasodilatación y el aumento de la velocidad del flujo sanguíneo. En los dos casos, los registros no serán reales y se puede concluir con una valoración errónea del riesgo del enfermo.

Con el incremento de la edad, el flujo sanguíneo cerebral disminuye gradualmente mientras que el calibre arterial crece. En un niño de 4 años el valor del flujo sanguíneo cerebral es de 85 ml por cada 100 g de tejido encefálico y en la octava década de la vida disminuye a 35 ml, por lo tanto, es característico registrar velocidades de flujo menores en niños mayores (16).

En pacientes con concentraciones bajas de hematocrito, la viscosidad de la sangre y el aporte de O_2 es menor, aumentando la velocidad de flujo en el registro de DTC. En el caso de enfermos que han sido transfundidos, la ultrasonografía inmediata carece de valor si no es realizada en conjunto con algún estudio de imagen funcional o vascular (TEP, SPECT, angio-IRM o angio-TC). Con el aumento del nivel de la hemoglobina la velocidad de flujo sanguíneo disminuye; dando lugar a un falso negativo de estenosis intracraneal. En la drepanocitosis y en los $S\beta^0$ el daño arterial es más intenso, los niveles de hemoglobina son menores y los registros van a ser considerablemente más altos que en los enfermos SC en los que el daño es menor.

Otras condiciones que pueden aumentar transitoriamente la velocidad de flujo son la fiebre, las infecciones respiratorias o la hipoglucemia, por lo que no es aconsejable estudiar a los enfermos en estas situaciones.

En la anemia falciforme, los vasos tienden a ser tortuosos y en la medida en que se profundiza en su trayecto puede ser necesario variar la inclinación del transductor para alinear el haz de ultrasonido con el eje de la arteria. La ganancia del sonograma y el sonido del flujo sanguíneo son elementos que ayudan a manipular y ajustar el ángulo de insonación con el DTC. En los niños, la permeabilidad al ultrasonido de las ventanas craneales generalmente es buena facilitando los ajustes necesarios para realizar un registro de calidad.

Con la progresión de la lesión arterial en la ACI distal y los segmentos proximales de la ACM y la ACA se desarrollan puntos de estenosis que, de acuerdo con la severidad, traen como consecuencia que se establezca un patrón de flujo colateral a través de las arterias leptomeníngeas y el segmento P1 de la ACP. Si existe una estenosis severa u oclusión del segmento C1 puede ser difícil localizar la ACM o se registran sonogramas de escasa velocidad. En este caso, una pequeña inclinación del transductor en sentido posterior, para tratar de ubicar una señal clara del M1, puede provocar que confundamos el aumento del flujo en el segmento P1 y la señal de la arteria comunicante posterior (ACoP) con el de la ACM.

Relacionados con el estudio

Durante la realización del DTC es importante prestar atención a una serie de detalles como la inclinación del transductor, la profundidad en la que se está insonando el vaso y la dirección del flujo sanguíneo en dependencia de la ventana ósea por la que se está realizando la exploración.

A diferencia del Dúplex transcraneal (DTCC) en que el ángulo de insonación puede ser ajustado según lo requiera el estudio, en el DTC no se obtiene una imagen del recorrido del vaso (carece de modo B) y no se puede adecuar en el equipo el ángulo que se establece entre el haz de ultrasonido emitido por la sonda y el eje longitudinal del vaso, por lo que el examinador debe desarrollar la habilidad de reconocer el ángulo en que el vaso está mejor insonado. Está bien establecido que el valor de la velocidad de pico sistólico varía con el ángulo Doppler utilizado y que ángulos grandes tienden a subestimar las velocidades de flujo. En el DTC, la computadora asume, en todo caso, que el ángulo de insonación es ideal y a partir de los datos registrados calcula los parámetros de flujo. Con un ángulo cercano a cero el resultado es adecuado, pero si es mayor de 30 grados el valor de la velocidad calculada es menor, lo que puede dar lugar a un diagnóstico falso negativo.

- Parámetros del flujo sanguíneo empleados para determinar el riesgo de ictus
- Velocidad media de flujo promediada en el tiempo (TAMM)

De acuerdo con la metodología y los resultados del estudio STOP, la velocidad media de flujo promediada en el tiempo es el parámetro validado para clasificar el riesgo de enfermedad cerebrovascular y guiar el tratamiento con exanguineotransfusión u otra modalidad terapéutica (13) (Tablas 3, Figs. 5 y 6).

Tabla 3. Clasificación del riesgo de ictus isquémico según el nivel de la TAMM en la ACM (estudio STOP)

- Normal: < 170 cm/s.
- Condicional: entre 170 y 199 cm/s.
- Anormal: superiores a 200 cm/s

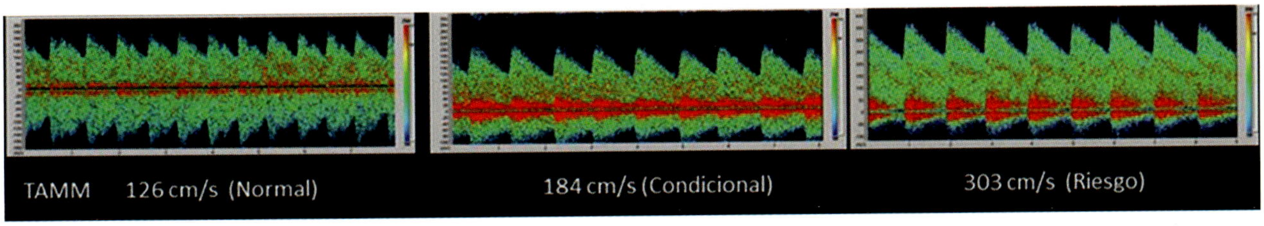

Fig. 5. Ejemplos de sonogramas según el nivel de la TAMM.

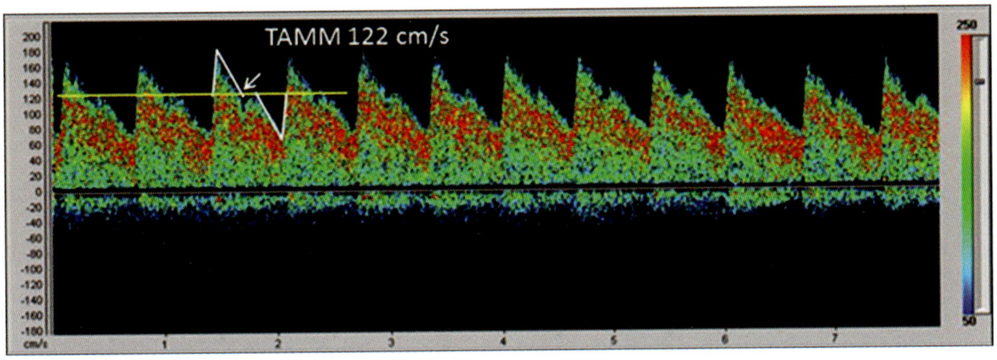

Fig. 6. Determinación manual de la TAMM.

La TAMM puede ser determinada automáticamente en algunos equipos o de forma manual, procedimiento para el que es necesario que la curva de velocidad obtenida corresponda a las mayores velocidades de flujo y tenga una ganancia suficiente que garantice que pueda ser cubierta en su borde por la línea de demarcación del equipo. Se traza entonces una línea horizontal como para alinear la superficie de la curva, quedando una parte positiva por encima de ella, que corresponde a la sístole, y un valle negativo que equivale a la diástole. En el punto donde el área positiva parece ser similar al área bajo la curva se coloca el cursor del equipo y esa mensuración corresponde al valor de la TAMM. Con el propósito de evitar errores, la determinación debe ser realizada al menos en tres curvas de ciclos cardíacos.

Otra forma de determinar la TAMM consiste en sumar 1/3 de la velocidad de pico sistólico con 2/3 de la velocidad al final de la diástole.

Velocidad de pico sistólico (VPS)

En un análisis realizado en el año 2004 a partir de los datos obtenidos en el STOP, se determinó que tanto la TAMM como la velocidad de pico sistólico (VPS) son útiles para predecir el riesgo de ictus en niños con drepanocitosis. Así, un punto de corte para la VPS de 250 cm/s puede ser considerado como de alto riesgo o anormal, y entre 200-250 cm/s como condicionales (13,14). Sin embargo, existen otros indicadores que deberían tomarse en consideración (Tabla 4).

Tabla 4. Otros indicadores de enfermedad cerebrovascular no contemplados en el STOP.
• Velocidad de pico sistólico menor de 70 cm/s en la ACM. • Índice de resistencia en la arteria oftálmica (AO) menor de 0,50. • VPS en la AO mayor de 35 cm/s. • Velocidad de flujo en la AO mayor que en la ACM ipsilateral. • VMF en AO, ACP, vertebral o basilar mayor que en la ACM. • Insonación de la ACP sin poder localizarse la ACM. • Turbulencia.

Significado de la determinación de la velocidad de flujo en vasos diferentes a la ACM

En la anemia de células falciforme, el territorio que con más frecuencia se afecta es el irrigado por la ACI. Las lesiones isquémicas responden a estenosis en la ACI distal y las porciones proximales de las ACA y ACM, lo cual puede detectarse primariamente con el DTC y el eco-Doppler transcraneal.

Con el propósito de identificar a los enfermos en riesgo de enfermedad cerebrovascular el parámetro utilizado es el nivel de la TAMM en las ACM. Sin embargo, la VMF en las ACA no es tomada en cuenta al decidir la frecuencia con que debe realizarse el seguimiento del enfermo o la variante de tratamiento a seguir. El valor pronóstico de la VMF o VPS altas en las ACA está por determinarse y es razonable pensar que tenga una correlación similar al de las ACM. Al respecto, Kwiatkowski y cols., en la descripción clínica de dos enfermos con drepanocitosis e infartos cerebrales en el territorio en vertiente entre la ACM y la anterior izquierda, registraron VMF superiores a 200 cm/s en las ACA, y los infartos cerebrales ocurrieron en un período menor de dos semanas después de realizado el DTC (17). En un análisis reciente a partir de los resultados del estudio multicéntrico STOP, los autores concluyen que la coexistencia de VMF anormales en la ACM y mayores de 170 cm/s en las ACA comportan un riesgo doble de lesión isquémica que debe ser tomado como criterio de exanguineotransfusión (18).

Aunque no existen estudios que validen el nivel de las velocidades de flujo en las arterias de la circulación posterior en pacientes con drepanocitosis, el examen con ultrasonido debe incluir su evaluación, si es posible combinando el DTCC con el DTC. En el caso de la ACI extracraneal, el DTC es sensible para detectar estenosis mayores de un 60 %, pero no permite evaluar la porción petrosa y cavernosa de la ACI donde si es posible llegar con el DTCC.

Examen con el DTCC

El DTC y el DTCC utilizan el mismo principio Doppler para la determinación de la velocidad de flujo; pero el caso del DTCC tiene la ventaja de que añade información sobre la anatomía arterial intracraneal y la dirección de flujo, además de la posibilidad de ajustar el ángulo de insonación al recorrido del vaso (19) (Tabla 5). Sin embargo, si el seguimiento de los enfermos se realiza con DTCC se debe tener en cuenta dos detalles. Primero, en el estudio STOP se utilizó el DTC, por lo que el ángulo de insonación asumido siempre fue de cero y segundo existe una diferencia del 10 % en los niveles de las velocidades de flujo, si son adquiridos con una u otra técnica. Para clasificar a los enfermos en grupos de riesgo es necesario ajustar los niveles de la TAMM sin variar el ángulo de insonación asumiendo en todo caso que es el adecuado.

Tabla 5. Correlación entre DTC y DTCC para determinar el grupo de riesgo según los resultados del STOP.

Categoría del STOP	DTC velocidad (cm/s)	DTCC velocidad (cm/s)
Normal	< 170	< 155
Condicional	170-199	155-179
Anormal	> 200	> 180

Referencias bibliográficas

1. Driscoll C. Sickle Cell Disease. Pediatr Rev 2007; 28(7): 259-68.

2. Savitt TL. Learning About Sickle Cell: The Patient in Early Sickle Cell Disease Case Reports, 1910-1933. J Natl Med Assoc 2014;106(1):31-41.

3. Bridgers WH. Cerebral vascular disease accompanying sickle cell anemia. Am J Pathol 1939;15(3):353-362.5.

4. Stockman JA, Nigro MA, Mishkin MM, Oski FA. Occlusion of large cerebral vessels in sickle-cell anemia. N Engl J Med 1972;287(17):846-9

5. Lettre G, Bauer DE. Fetal haemoglobin in sickle-cell disease: from genetic epidemiology to new therapeutic strategies. Lancet 2016;387(10037):2554-64.

6. Svarch E, Hernández Ramírez P, Dr. Ballester Santovenia JM. La drepanocitosis en Cuba. Rev Cubana Hematol Inmunol Hemoter 2004;20(2).

7. Svarch E, Marcheco-Teruel CB, Machín-García S,I Menéndez-Veitía A, Nordet-Carrera I, Arencibia-Núñez , et al. La drepanocitosis en Cuba. Estudio en niños. Revista Cubana de Hematología Inmunología y Hemoterapia 2011:27(1)51-67.

8. Ohene-Frempong K, Weiner SJ, Sleeper LA, Miller ST, Embury S, Moohr JW, et al. Cerebrovascular accidents in sickle cell disease: Rates and risk factors. Blood 1998;91:288-294.

9. Abboud MR, Cure J, Granger S, Gallagher D, Hsu L, Wang W, et al. Magnetic resonance angiography in children with sickle cell disease and abnormal transcranial Doppler ultrasonography findings enrolled in the STOP study. Blood 2004;103(7):2822-6.

10. Azar S, Wong TE. Sickle Cell Disease. A Brief Update. Med Clin N Am 2017;101(2):375-93.

11. Ravelojaona M, Féasson L, Oyono-Enguéllé S, Vincent L, Djoubairou B, Ewa'Sama Essoue C, et al. Evidence for a profound remodeling of skeletal muscle and its microvasculature in sickle cell anemia. Am J Pathol 2015;185(5):1448-56.

12. Adams RJ, Nichols FT, Figueroa R, McKie V, Lott T. Transcranial Doppler correlation with cerebral angiography in sickle cell disease. Stroke 1992;23(8):1073-7.

13. Adams RJ, McKie VC, Hsu L, Files B, Vichinsky E, Pegelow C, et al. Prevention of a first stroke by transfusions in children with sickle cell anemia and abnormal results on transcranial Doppler ultrasonography. N Engl J Med. 1998;339(1):5-11.

14. Adams RJ, Brambilla D; Optimizing Primary Stroke Prevention in Sickle Cell Anemia (STOP 2) Trial Investigators. Discontinuing prophylactic transfusions used to prevent stroke in sickle cell disease. N Engl J Med 2005;353(26):2769-78.

15. Sloan MA, Alexandrov AV, Tegeler CH, Spencer MP, Caplan LR, Feldmann E, et al. Assessment: Transcranial Doppler ultrasonography: Report of the Therapeutics and Technology Assessment Subcommittee of the American Academy of Neurology. Neurology 2004;62(9);1468-81.

16. Tegeler CH, Crutchfield K, Katsnelson M, Kim J, Tang R, Griffin LP, et al. Transcranial Doppler Velocities in a Large, Healthy Population. J Neuroimaging 2013;23:466-72.

17. Kwiatkowski JL, Zimmerman R, Greenbaum B, Ohene-Frempong K. Stroke and Elevated Blood Flow Velocity in the Anterior Cerebral Artery in Sickle Cell Disease. J Pediatr Hematol Oncol 2004;26(5):323-26.

18. Kwiatkowski JL, Granger S, Brambilla DJ, Brown RC, Miller ST, Adams RJ; STOP Trial Investigators. Elevated blood flow velocity in the anterior cerebral artery and stroke risk in sickle cell disease: extended analysis from the STOP trial. Br J Haematol 2006;134(3):333-9.

19. Krejza J, Rudzinski W, Pawlak MA, Tomaszewski M, Ichord R, Kwiatkowski J, et al. Angle-Corrected Imaging Transcranial Doppler Sonography versus Imaging and Nonimaging Transcranial Doppler Sonography in Children with Sickle Cell Disease. Am J Neuroradiol 2007;28:1613-18.

Capítulo 8

Técnicas de ultrasonido en el ictus hemorrágico

Claudio E. Scherle Matamoros

8.1 Hemorragia subaracnoidea

La hemorragia subaracnoidea no traumática (HSA) es una emergencia neurológica provocada por la extravasación de sangre arterial o venosa hacia el espacio subaracnoideo. Corresponde al 5 % de las enfermedades cerebrovasculares y, aunque es potencialmente curable, constituye un serio problema de salud por la alta tasa de morbilidad y mortalidad que implica (1). En el 75 % de los casos la causa del sangrado es la ruptura de un aneurisma intracraneal.

Durante el curso clínico de la HSA, no es infrecuente que se presenten complicaciones derivadas del propio sangrado. Entre ellas, la isquemia cerebral tardía (ICT) como expresión del vasoespasmo sintomático (VSPS) es la complicación más frecuente y difícil de tratar una vez que está establecido. Los pacientes con coágulos gruesos en las cisternas basales están expuestos entre el cuarto y decimocuarto días a un mayor riesgo de padecer un infarto cerebral como consecuencia de la respuesta inflamatoria de la pared arterial a los depósitos de sangre en el espacio subaracnoideo (3,4).

Los exámenes de referencia para el diagnóstico del vasoespasmo (VSP) y de la causa de la hemorragia son los estudios de neuroimagen con inyección de contraste (ENVc), por vía endovenosa (Angio-tomografía helicoidal multicortes) o arterial (angiografía cerebral por sustracción digital o convencional); investigaciones que por su naturaleza invasiva solo es recomendable que sean repetidas si se sospecha la existencia de un aneurisma que no se ha visualizado en el estudio anterior o se sospecha la presencia de VSP recurrente. Por otro lado, la frecuencia del VSP en los ENVc es variable; diagnóstico que depende del momento en que se realiza el estudio (5,6). En la práctica clínica diaria guiado por la necesidad de establecer la etiología del sangrado el ENVc se realiza inmediatamente a la llegada del enfermo, momento en que puede no existir evidencias de VSP (por ej., antes de las primeras 72 horas). En este caso, la utilidad del ENVc es limitada y se necesitaría repetirlo si aparecieran manifestaciones clínicas sugerentes de VSPS.

En ese contexto, el Doppler transcraneano (DTC) se convierte en una herramienta diagnóstica útil que posibilita monitorear los cambios hemodinámicos que ocurren en estos enfermos, seleccionar el momento en que por la determinación de la velocidad media de flujo (VMF) no exista riesgo de infarto cerebral si es sometido a la cirugía o si es necesario repetir la angiografía para confirmar el VSPS y realizar una angioplastia.

En 1982, Rune Aslid introdujo en la práctica clínica el DTC y dos años más tarde, después de haber descrito en sujetos normales las características del flujo sanguíneo en los segmentos proximales del polígono arterial de Willis, comenzó a aplicarlo en el diagnóstico del VSP and VSPS en la HSA (7,8). Hasta el año 1994, las investigaciones se concentraron en el diagnóstico y seguimiento del espasmo arterial en los vasos de la circulación anterior y solamente se habían estudiado las variaciones de flujo en la arteria basilar (AB) en pacientes con hemorragias de etiología traumática.

En una publicación inicial, en casos con rupturas aneurismáticas, Sloan y cols. describieron la utilidad de la estimación de la VMF para el diagnóstico del VSP en la circulación posterior (9). Recientemente, Soustiel y Sviri elaboraron nuevos criterios diagnósticos que mejoran la precisión al determinar puntos de corte para el valor de la velocidad de flujo y modifican o adaptan el índice hemisférico desarrollado por Lindergaard a la circulación posterior (10).

La utilidad del DTC para el diagnóstico y seguimiento del VSP en la arteria cerebral media (ACM), la arteria cerebral posterior (ACP) y las arterias vertebrales (AV) ha sido bien demostrada. De acuerdo con los trabajos publicados, la sensibilidad varía entre el 39 y 94 % con una especificidad que puede llegar al 100 % (11-13). Sin embargo, para otros vasos el desempeño no es similar y no solo se justifica con la falta de habilidad y experiencia del operador; se explica por la dificultad para abordar otras arterias (arterias cerebrales anteriores), algunos segmentos de la arteria carótida interna intracraneal) y el momento en que se comparan los resultados del ultrasonido con el del ENVc.

Por su parte, el DTCC color (DTCC) permite estudiar segmentos arteriales de la ACI intracraneal (C5, C4, C3 y C2) que no son accesibles para el DTC convencional y aunque la determinación de los parámetros de flujo es más fiable no están bien establecidos los puntos de corte de la velocidad que pueden no corresponder con los determinados para el DTC.

Complicaciones en la HSA

Durante la evolución de la HSA, el VSPS y la hidrocefalia son las complicaciones más susceptibles de ser monitorizadas tanto con el DTC como con el DTCC (13-15). Sin embargo, la utilidad del ultrasonido no se limita a únicamente a estas dos condiciones.

Resangrado

La sangre en el espacio subaracnoideo y en las cisternas localizadas alrededor del tallo encefálico tiene efecto de ecorrealzador (Fig. 1), característica que puede ser útil para diagnosticar un resangrado sin la necesidad de trasladar al paciente al tomógrafo, aunque se debe recordar que la resolución espacial de la imagen es menor que en la tomografía cerebral (TC) y puede no permitir clasificar la magnitud del sangrado según la escala de Fisher modificada (16).

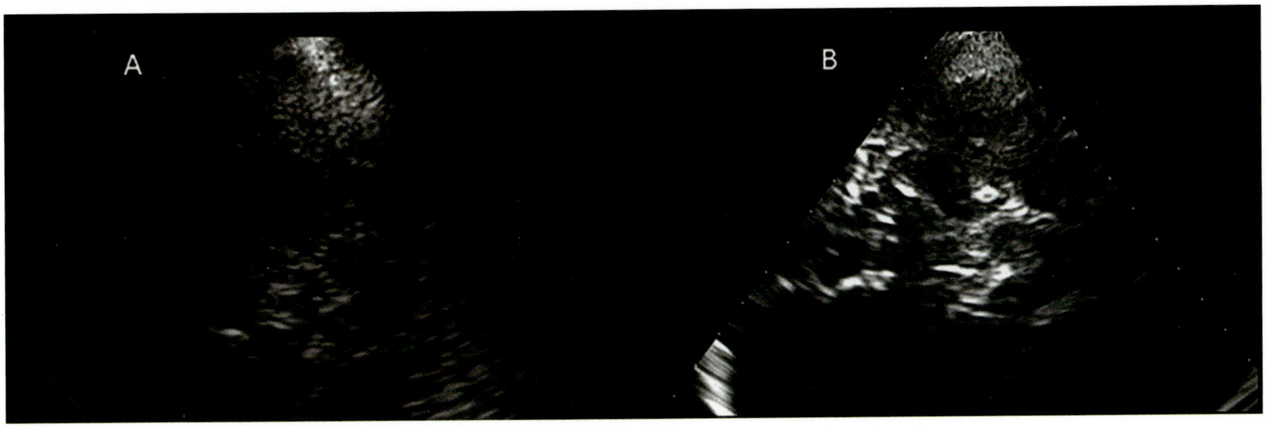

Fig. 1. Dúplex transcraneal, plano mesocefálico. A: Estudio normal. B: Paciente con hemorragia subaracnoidea, la sangre en las cisternas interpeduncular y ambiens actúa como eco realzador.

Isquemia cerebral

En el curso de la HSA varios mecanismos favorecen la aparición de ICT; como ya mencionamos, el VSPS es el más frecuente, y el cual está descrito que puede ocurrir entre el 12-57 % de los casos (3,5,13). Sin embargo, otras condiciones no menos importantes son la lesión arterial quirúrgica (especialmente de ramas perforantes), como complicación de la angiografía, los infartos aterotrombóticos y recientemente se ha descrito la detección de microembolias cerebrales (MES) durante el período de espasmo arterial en el contexto de velocidades de flujo elevadas (17,18).

En la actualidad, el monitoreo con el DTC tiene implicaciones terapéuticas al permitir seleccionar de forma adecuada el momento de la cirugía para asegurar el aneurisma e implementar medidas profilácticas dirigidas a evitar la progresión del espasmo arterial o el desarrollo de manifestaciones clínicas por ICT.

Repercusión hemodinámica del VSP

Según la ley de continuidad, el volumen del flujo sanguíneo debe ser constante a lo largo de toda la arteria. En el punto o segmento del vaso donde disminuye el calibre del lumen arterial como consecuencia del espasmo de la pared, se origina un aumento de la velocidad de flujo de la sangre que va ser proporcional a la reducción de la superficie de sección del vaso.

De acuerdo con la teoría del efecto Doppler, la frecuencia Doppler no es más que la diferencia entre la frecuencia emitida y la reflejada. En este caso, la frecuencia emitida por el transductor es de 2-3,5 MHz y la reflejada disminuye en proporción con la velocidad del reflector o sea de los hematíes y elementos firmes de la sangre que acelera su paso por el sitio más estrecho del lumen vaso. La relación entre velocidad de flujo y el calibre del vaso es lo que permite conocer si existe VSP y clasificarlo según el grado de estrechez del arterial para predecir el riesgo de ICT (19) (Fig. 2).

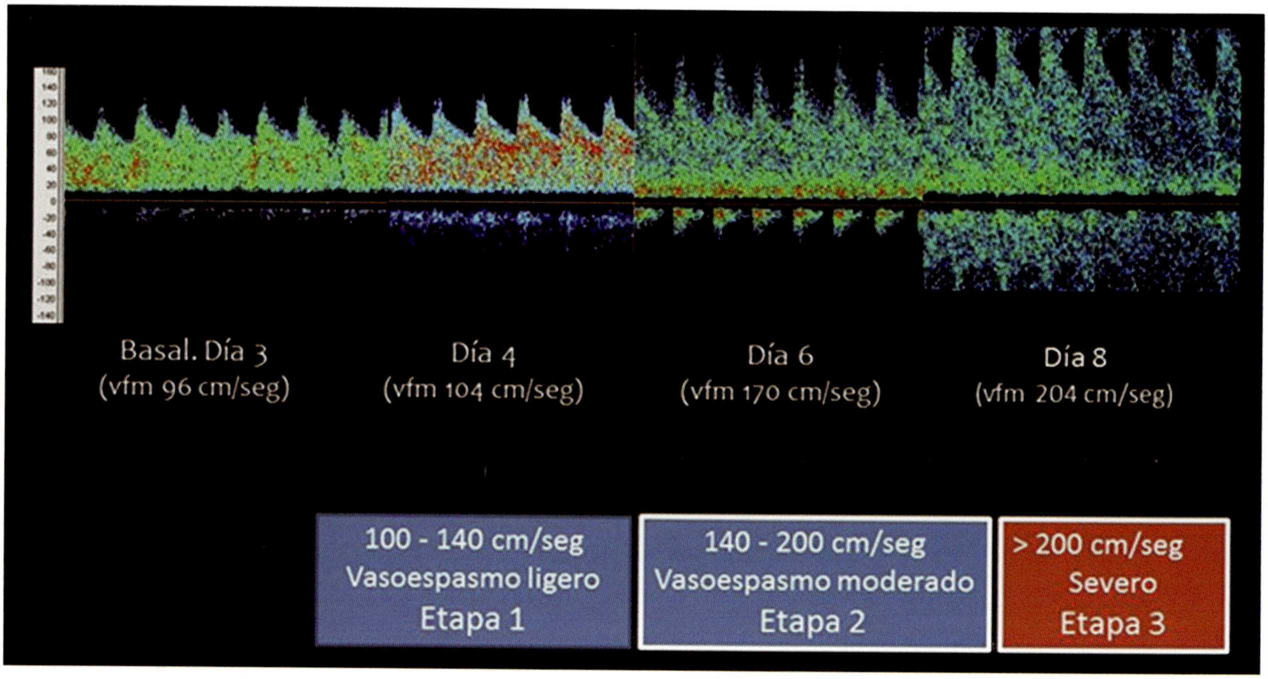

Fig. 2. Evolución de la velocidad de flujo en el segmento M1 de la arteria cerebral media de un paciente con HSA por ruptura aneurismática.

Cuando el VSP se localiza en las ACM, en el momento de mayor intensidad, disminuye la velocidad de flujo en las ACI, como expresión de la disminución de la perfusión cerebral hemisférica o de fallo de la autorregulación cerebral (Fig. 3).

Una vez que los niveles de la VMF han sobrepasado los 200 cm/s (lo que corresponde a una estenosis del 50 %, crítica) y la disminución del calibre arterial continúa empeorando, lejos de aumentar la velocidad, ocurre lo contrario y se registran sonogramas amortiguados con gran turbulencia, lo que puede ser expresión de falla de la autorregulación (Fig. 4).

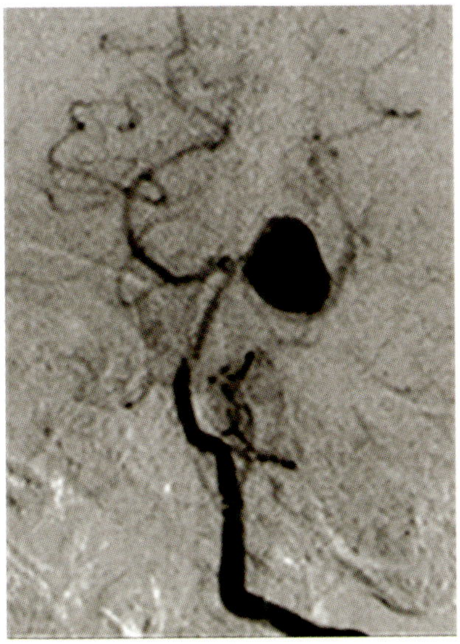

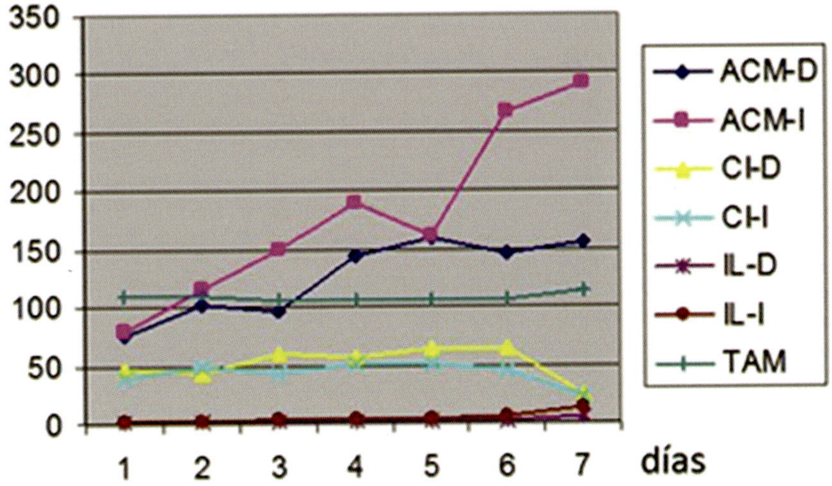

Fig. 3. Monitoreo de la velocidad de flujo en las ACM y ACI en un enfermo con HSA por ruptura de un aneurisma de la AB. Nótese la caída de la velocidad de flujo en las ACI en el séptimo día de evolución cuando el espasmo en las ACM alcanza su máxima intensidad. (El índice de Lindergaard, TAM: tensión arterial media).

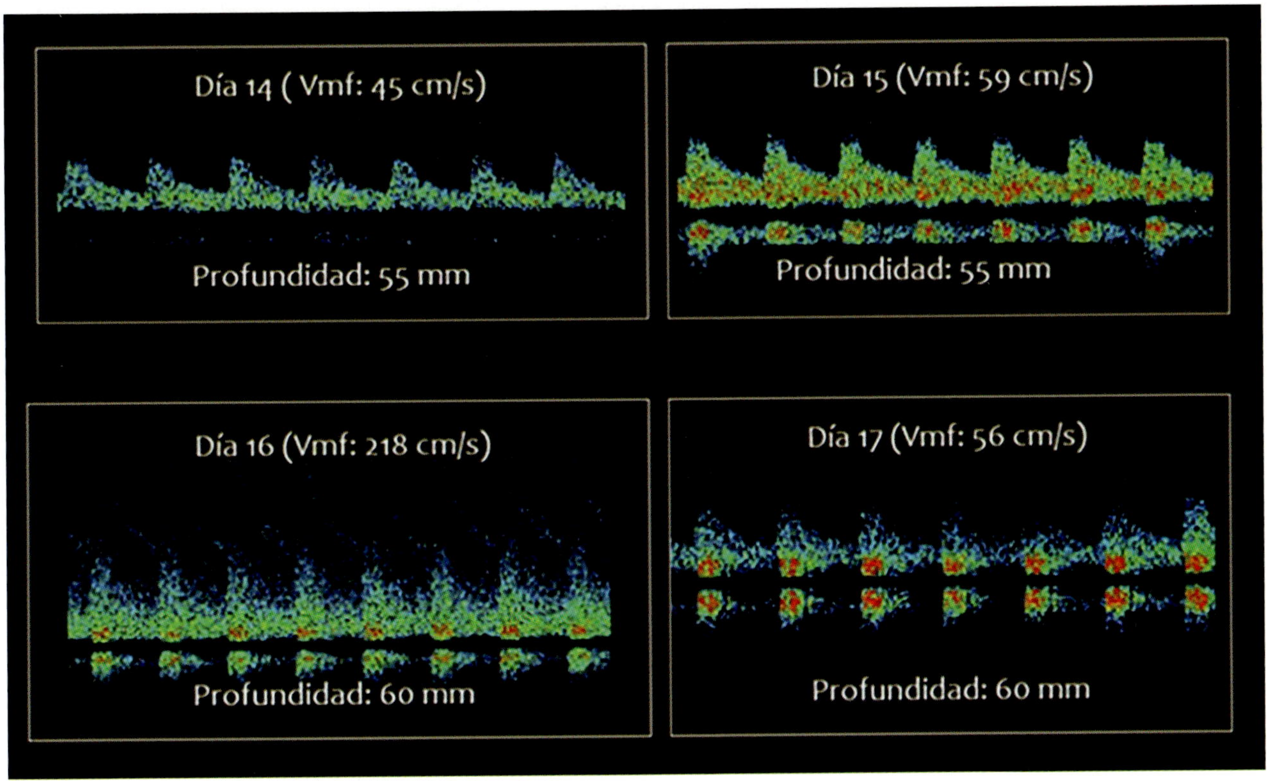

Fig. 4. Paciente con HSA por ruptura de aneurisma de la ACM izquierda. Operada en el día 12 de evolución. A partir del día 16 se registran VMF que corresponden con VSP grave en el segmento M1 izquierdo. Al siguiente día los sonogramas demuestran velocidades de flujo menores y turbulencia; inicia con manifestaciones clínicas compatibles con ICT.

Ventajas del diagnóstico y seguimiento del VSP con ultrasonido

En un paciente con más de 72 horas de evolución en el que no conocemos aún la etiología del sangrado, la detección de VMF altas en algún segmento arterial casi nos da la certeza de que se trata de una ruptura aneurismática y constituye un factor de riesgo para el desarrollo de manifestaciones isquémicas tempranas por VSP. Cuando el sangrado es de origen venoso es infrecuente que los registros de las velocidades medias alcancen niveles de VSP moderado o grave y/o se presenten manifestaciones clínicas por ICT. En una serie de 160 casos estudiados en la Unidad de Ictus del Hospital «Hermanos Ameijeiras», en La Habana, Cuba, 30 correspondían a HSA no aneurismáticas y solo se detectó VSP en el DTC, de intensidad moderada, en dos casos (6,7 %) (20).

Si existe la sospecha de VSP, el registro de VMF altas en una arteria específica permite diagnosticar y determinar la intensidad del vasoespasmo (12,13,21) (Fig. 5). De tal manera que así se podría determinar con mayor certeza la necesidad de realizar una angio-TC o angiografía por sustracción digital. Cabe recordar que el estudio NEVc puede contribuir a exacerbar el VSP o provocar complicaciones isquémicas; en esta situación, de allí la importancia del TCD como estudio de tamizaje.

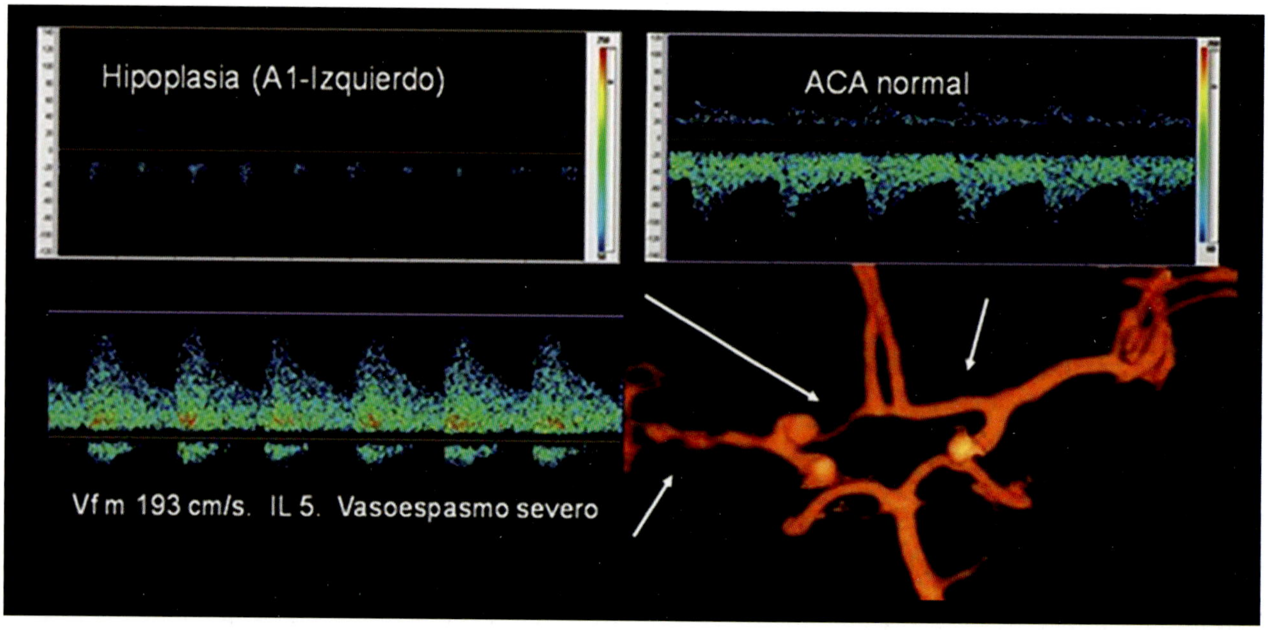

Fig. 5. Correlación entre la angio-TC y el DTC en el octavo día de la evolución de un caso con HSA secundaria a un aneurisma de bifurcación carotídea izquierda. Nótese la escasa amplitud del registro en la ACA del mismo lado del aneurisma que corresponde a hipoplasia. VSP de moderada a grave intensidad del segmento proximal de la ACM.

Hipoplasia arterial vs. VSP

Entre las localizaciones usuales de los aneurismas intracraneales, los de la arteria comunicante anterior (ACoA) se asocian con mayor frecuencia a la hipoplasia y la aplasia de uno de los segmentos proximales de las ACA y/o la ACoA (22) (Fig. 5). En ausencia de confirmación angiográfica previa del estrechamiento arterial por hipoplasia, el registro de VMF altas en el segmento contralateral podría interpretarse como una estenosis o VSP y dar lugar a un diagnóstico erróneo. En un segmento hipoplásico, los sonogramas registrados van a tener velocidades de flujo pequeñas y sin cambios en el sonido ni turbulencia.

Características técnicas del estudio DTC y DTCC en la HSA

En la HSA, la técnica del examen con DTC es diferente a la del estudio de un enfermo con un ictus de otra etiología. Por ser el VSP un proceso reversible, que generalmente comienza entre el 3er o 5to día del sangrado, es necesario realizar estudios seriados con una periodicidad en correspondencia con los niveles de las VMF registrados. Si los niveles de velocidad son elevados, repetiremos el estudio con una frecuencia diaria hasta tener la certeza de que las velocidades de flujo disminuyen y los sonogramas se organizan, aparece la ventana espectral y el sonido vuelve a ser el característico de una arteria normal. Si la intensidad de VSP es moderada o leve, la frecuencia del DTC podría ser en días alternos.

En el momento de la evolución en que el VSP tiene una mayor intensidad se puede insonar porciones del vaso en los que las velocidades de flujo son más altas y alternan con segmento en los que se registran sonogramas con velocidades normales, pero con turbulencia que pueden corresponder a segmentos más espásticos (Fig. 6). Por otro lado, es frecuente notar que es necesario variar la inclinación de la sonda para poder continuar explorando el vaso en profundidad.

El sonido emitido por el flujo sanguíneo nos brinda una información adicional; si el VSP es grave se pueden escuchar murmullos y se visualizan ecovibraciones dentro del sonograma, además de existir turbulencia y perderse la ventana espectral.

El estudio debe ser completado con la determinación de las VMF en la porción distal extracraneal de la ACI, a través de la ventana submandibular a una profundidad entre 50 y 60 mm, lo más cercano posible al agujero carotídeo para evitar registrar velocidades de flujo que correspondan a una estenosis u otra condición que provoque disminución del calibre arterial en la carótida. Siguiendo el método descrito por R. Aaslid, es necesario utilizar la sonda de 2 MHz en pulsado para poder alcanzar esa profundidad (7,8,21)

La metodología del estudio con el DTCC es similar a la descrita para el DTC, pero ofrece un mayor desempeño al permitir el diagnóstico con mayor precisión del sitio de estrechez arterial.

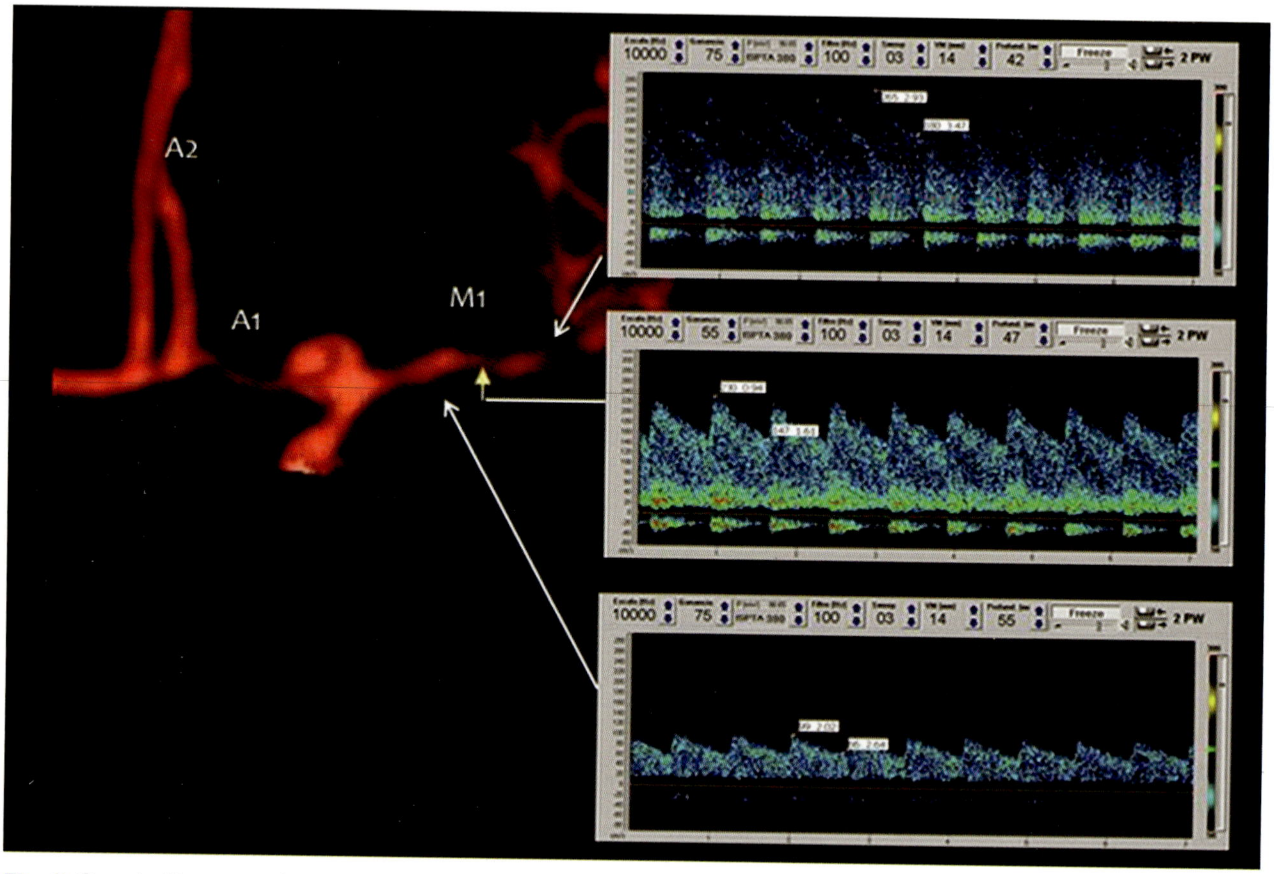

Fig. 6. Correlación entre el registro de DTC y angio-TC en arteria cerebral media (M1) con VSP en rosario.

Índice de Lindergaard (IL)

En 1986, Lindergaard publicó su experiencia en la evaluación de pacientes con malformaciones arteriovenosas (MAV) y sugiere utilizar la proporción entre la VMF de la ACM y la ACI ipsilateral para diferenciar entre el incremento de la velocidad de flujo como consecuencia de una estenosis intracraneal o de VSP arterial, de la hiperemia provocada por una MAV (23). Frente a un paciente con una HSA, al evaluar el resultado del estudio con el ultrasonido el IL permite diferenciar entre el aumento de la VMF característico del VSP de la hiperemia resultante del tratamiento con hemodilución. Por otro lado, es un parámetro adicional para graduar la intensidad del VSP en las ACM en correlación con la VMF (Tabla 1).

Tabla 1. Correlación entre la velocidad media de flujo en la arteria cerebral media y el valor del índice de Lindergaard.

VMF (cm/s)	Índice de Lindergaard	Interpretación
< 120	< 3	Hiperemia.
> 180	3-4	Hiperemia con posible vasoespasmo leve.
> 120	3-4	Vasoespasmo leve con posible hiperemia.
> 120	4-5	Vasoespasmo moderado + hiperemia.
> 120	5-6	Vasoconstricción moderada.
> 180	6	Vasoconstricción moderada a grave.
> 200	6	Vasoconstricción grave.
> 200	4-6	Vasoconstricción moderada + hiperemia.
> 200	3-4	Hiperemia + vasoespasmo leve.
> 200	< 3	Marcada hiperemia.

* Tomado de Diagnostic criteria for transcranial Doppler ultrasonography. Vasc US Today 1999,4(1):1-24.

Desempeño del DTC y el DTCC en la detección del VSP

En general, los resultados del DTC tienen una buena correlación con la magnitud del sangrado en la TC y con la presencia de VSP en los ENVc (12,13).

El desempeño del DTC varía según el segmento arterial, el vaso a estudiar, y el momento de la evolución en que se realiza el estudio. Una de las principales limitaciones que tiene el DTC es la de ser una técnica operador dependiente, lo que provoca que exista variabilidad en los niveles de sensibilidad y especificidad, y en los puntos de cortes de VMF seleccionados para diagnosticar el VSP (Tabla 2).

En la Unidad de Ictus del Hospital Hermanos Ameijeiras, fijando el punto de corte de las VMF en 100 cm/s para las ACM, obtuvimos una sensibilidad del 78,6 % y una especificidad del 82,2 %. Para el índice de Lindergaard con el punto de corte en 2,95 la sensibilidad es del 73,3 % y la especificidad en el 89,8 %. Considerando ambos índices y los puntos de cortes anteriores, el desempeño del DTC se mantiene por encima del 86 % (12).

En las ACA, la precisión del DTC es difícil de establecer. Además de las velocidades de flujo no se cuenta con otro parámetro que mejore su especificidad diagnóstica, como es el caso del índice de Lindergaard (23). La baja sensibilidad para el diagnóstico

Tabla 2. Puntos de corte para la velocidad de flujo en las ACM y ACA.

Estudio	n	Incidencia de VSP (%)	Punto de corte VMF (cm/s)	Sensibilidad	Especificidad	Vpp (%)	Vpn (%)
Arteria cerebral Media							
Grolimund y cols.	93	20	120	78	85	57	80
Compton y cols.	20	30	100	68	96	87	87
Lindergaard y cols.	51	31	110	85	98	95	94
Sekhar y cols.	21	38	155	75	100	85	85
Lennihan y cols.	41	10,6	120	86	86	42	98
Sloam y cols.	34	85	120	59	100	100	30
Burch y cols.	87	44	120	39	94	83	66
Arteria cerebral anterior							
Grolimund y cols.	93	15	Diferencia del 50 % entre las VMF	71	100	100	95
Lennihan y cols.	66	22,7	120	13	96	49	79
Wozniak y cols.	87	68	120	18	65	52	27

VMF: Velocidad media de flujo. Vpp: Valor predictivo positivo. Vpn: Valor predictivo negativo.

del VSP en las ACA es atribuida a factores anatómicos, técnicos y al estado clínico del paciente durante el VSPS que entorpece la localización de la arteria y del punto con un espasmo más grave. Por otro lado, las características anatómicas de las ACAs proveen ángulos no óptimos para la insonación transtemporal, y la conexión con la arteria homóloga a través de la ACoA hace más compleja la interpretación del estudio. Por ejemplo, en caso de VSP moderado o grave en uno de los segmentos proximales de las ACA pueden registrarse VMF elevadas en el segmento proximal contrario o registrarse la ACoA abierta como expresión de colateralización.

Para la ACA, excluyendo los enfermos en los que fue diagnosticado en el ENVc algún segmento hipoplásico, situando el punto de corte de las VMF en las ACA en 90 cm/s la sensibilidad es de 57,1 % y la especificidad excelente (93,4 %) con un valor predictivo positivo de 66,7 % y predictivo negativo de 90,4 % (24).

Un aspecto controversial es la capacidad del DTC para predecir cual paciente desarrollará un ICT secundaria a VSP. Está bien aceptado que VMF mayores de 200 cm/s en las ACM, corresponden a un espasmo grave y registros superiores de 50 cm/s en un mismo vaso, en un intervalo de 24 horas son elementos que predisponen al VSPS (13,19,21).

La predicción de la ICT por VSPS a partir de la detección de velocidades de flujo elevadas en las primeras horas de la HSA es un aspecto poco estudiado. Carrera E y cols., tomando como punto de corte para la ACM 90 cm/s (95 percentil del valor de normalidad descrito por Aaslid y cols.), encuentraron que en las primeras 48 horas de evolución el promedio de la VMF en los pacientes con isquemia cerebral tardía era de 92 cm/s, con una diferencia significativa (*p* 0,013) respecto a los enfermos que no desarrollaron manifestaciones isquémicas (25). Nosotros, tomando como punto de corte para la ACM el valor de 82 cm/s, que corresponde al percentil 95 del valor de normalidad en un estudio hispano (Segura T y cols.) que nos brinda además el rango de normalidad para la ACA (65 cm/s), encontramos que entre el 65-70 % de los enfermos que desarrollaron VSPS tenían registros más altos en las primeras 72 horas. De acuerdo con estos resultados, el riesgo relativo de presentar ICT es seis veces mayor si la velocidad de flujo está elevada, tanto en la ACM como en la ACA, resultados que remarcan en el valor del monitoreo con DTC desde la llegada a la unidad de ictus o servicio de urgencias (Tabla 3).

Tabla 3. Valor pronóstico de la determinación de la velocidad media de flujo en las primeras 72 horas (n. total 57 pacientes).

VASO	VMF	VSPS n (%)		*p**	RR	IC
		SI (n. 12 pac.)	NO (n. 45 pac.)			
ACM	> 82 cm/s	8 (66,7 %)	6 (13,3 %)	0,00056	6,1	2,2-17,3
ACA	> 65 cm/s	9 (75 %)	9 (20 %)	0,00067	6,5	1,9-21,1

* Test exacto de Fisher. VMF: Velocidad media de flujo. RR: Riesgo relativo. IC: Intervalo de confianza.

Con el DTCC es posible diagnosticar y clasificar hasta el 80 % de los casos con VSP moderado y hasta el 92 % cuando es grave. Sin embargo, la determinación del índice de Lindergaard puede ser errónea si existe una bifurcación alta que dificulte la determinación de la VMF en la ACI o si existiera una estenosis próxima al agujero carotídeo en la base del cráneo que no podamos alcanzar con la sonda lineal.

VSP de la circulación posterior

El VSP de la circulación posterior tiene una incidencia variable, pero es menos frecuente que el de la circulación anterior (9,10). En un corte con 160 enfermos ingresados por HSA en la unidad de ictus se diagnosticó VSP angiográfico en algún vaso de la circulación posterior en el 8 % de los casos. La AB, por su disposición anatómica respecto a la ventana transforaminal, presenta ángulos óptimos para el DTC, de ahí que junto a la ACM y las AV sean los vasos que mejores grados de sensibilidad ofrecen para el seguimiento del VSP. Sin embargo, en la fase aguda de la HSA, abordar la AB puede tener algún grado de dificultad por la limitación que impone la rigidez nucal para flexionar el cuello del enfermo en decúbito lateral.

El estudio de DTC debe comenzar colocando el transductor de 2 MHz bajo la apófisis mastoidea para acceder a la AV. En dependencia del hábito corporal del enfermo y la cantidad de tejido graso en esa localización, se sitúa la profundidad entre 40 y 50 mm con una ligera inclinación hacia la línea media hasta obtenerse la señal del flujo alejándose del transductor.

El índice de proporción entre la AV y la AB (Soustiel) se calcula hallando el valor medio entre las VMF de las dos VA dividiéndolo entre el registro de mayor intensidad en la AB. Una proporción de 2,5 corresponde a un VSP moderado, mayor de 3 a un VSP severo; el desempeño del índice de Soustiel tiene una sensibilidad del 100 % y una especificad del 90 % (10).

La combinación de un registro de VMF mayor de 85 cm/s en algún punto de la AB y el índice de Soustiel mayor de 3 tiene una sensibilidad superior al 97 %, y es criterio de VSP grave en ese segmento arterial (10).

Microembolismos cerebrales (MES)

En algunas situaciones clínicas, la isquemia cerebral en el curso de la HSA no está relacionada con el VSP, con la cirugía o con otras causas de embolismos en ictus isquémicos. En estudios recientes, utilizando el DTC, se describe la detección de MES durante el período de riesgo de VSP (17,18). Sin embargo, aunque la turbulencia provocada por las irregularidades en el endotelio y la disminución del calibre de la luz del vaso generan embolismos, la relación entre el número de MES y la intensidad del VSP no ha sido demostrada, pero sí es claro que durante el período de riesgo de VSP se detectan mayor cantidad de émbolos.

Hidrocefalia

La incidencia de hidrocefalia en la HSA fluctúa entre el 6 y el 67 %. Se asocia a un peor pronóstico y tiene una relación estrecha con la cantidad de sangre intraventricular y el resangrado.

En la fase aguda de la HSA, la dilatación del sistema ventricular y el aumento de la presión intracraneal (PIC) son consecuencia de la formación de coágulos en las cisternas basales y del taponamiento de las vellosidades aracnoideas por depósito de fibrina proveniente de la sangre extravasada. En esta situación clínica, el resultado del estudio con DTC ofrece información indirecta sobre el estado de PIC a través de los cambios que se registren en el índice de pulsatilidad (IP) mensurado en las arterias cerebrales media y basilar. Con el incremento de la PIC, aumenta la resistencia en las arteriolas y ello trae como consecuencia que disminuya la velocidad de pico diastólico y aumente el IP (Fig. 7).

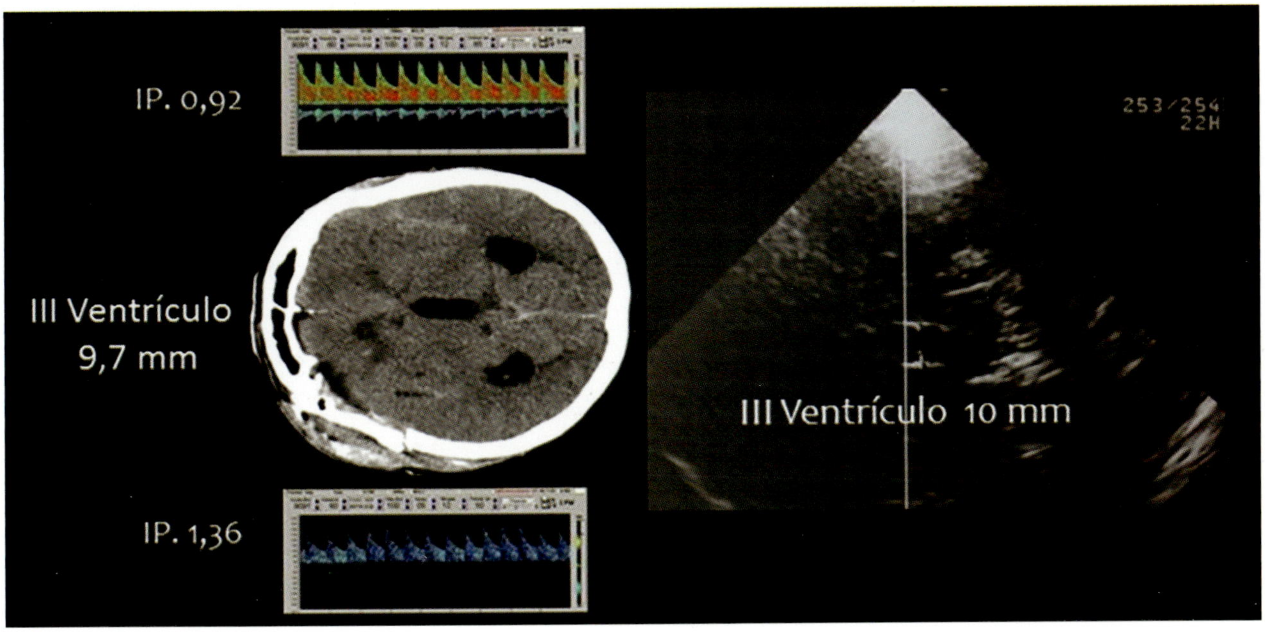

Fig. 7. Correlación entre el tamaño del III ventrículo en la TC, dúplex transcraneal e IP en el DTC en un enfermo con HSA en el 8vo día de evolución operado a las 48 horas del sangrado.

En un paciente con algún grado de hidrocefalia en la TC inicial, en el que días después empeora el estado de conciencia y en el DTC se registra un aumento en el IP es necesario repetir la TC para excluir el resangrado y reevaluar el grado de dilatación ventricular. Si contamos con un equipo de dúplex transcraneal es posible mensurar el grado de dilatación del III ventrículo y los ventrículos laterales, con un índice de correlación respecto a la TC o la imagen por resonancia magnética (IRM) cercano a 1, sin la necesidad de trasladar al enfermo (26,27).

8.2 Utilidad en el diagnóstico y seguimiento de la hemorragia intracerebral

En la hemorragia intracerebral (HIC) el volumen del hematoma y la localización son los factores predictores más importante del pronóstico del enfermo (28-30). Es bien conocido que en las primeras 12 horas de ocurrido el sangrado en el 30 % de los enfermos existe el riesgo de crecimiento del hematoma y de aumento del edema perilesional (31). En ambos casos, tanto por obstrucción del drenaje ventricular como por la compresión o el efecto de masa sobre el sistema ventricular puede desarrollarse una hidrocefalia. Por otro lado, el aumento del volumen del hematoma conlleva un aumento de la PIC y disminución la presión de perfusión cerebral.

Varios estudios han confirmado la correlación que existe entre el volumen del hematoma, el aumento de la PIC y el IP mensurado con el DTC en las ACM (32). En condiciones que aumentan la PIC los sonogramas muestran un patrón característico de disminución de la velocidad de flujo diastólico y aumento del IP. Por otro lado, en los sangrados lobares el aumento del IP del lado contralateral a la HIC permite predecir el grado de supervivencia a los 30 días con un 80 % de sensibilidad y una especificidad del 94 % (33). Un IP mayor de 1,75 en el hemisferio contralateral es expresión de fallo de los mecanismos de compensación frente al aumento de la PIC.

Becker y colaboradores fueron los primeros en demostrar la utilidad de dúplex transcraneal (DTCC) en enfermos con HIC (34). En la fase aguda la sangre aparece hiperecogénica, bien delimitada y homogénea (Fig. 8). Con el tiempo el hematoma comienza a degradarse a partir del centro, disminuyendo la ecointensidad en la zona.

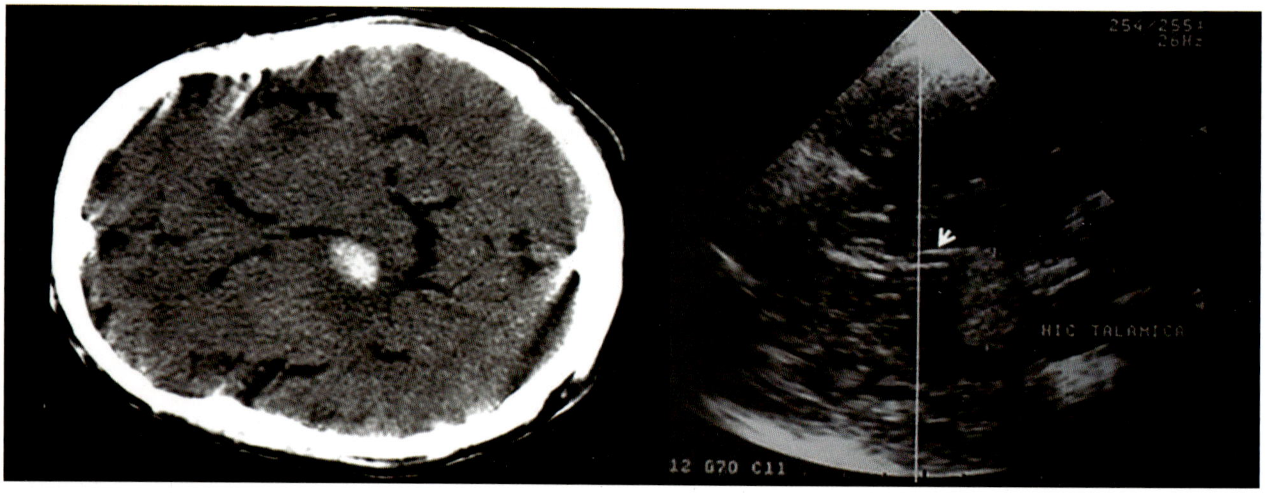

Fig. 8. Hematoma talámico derecho. Correlación entre la TC y el Dúplex transcraneal.

Esta modalidad de ultrasonido permite evaluar la extensión ventricular de la sangre y si están desplazadas estructuras de la línea media a consecuencia del efecto de masa del hematoma. Respecto a la TC y la IRM el DTCC tiene las ventajas de realizarse a la cabecera del enfermo y de ofrecer información hemodinámica en tiempo real. Sin embargo, en casos con ventana ósea temporal no adecuada, los hematomas muy pequeños, de localización bien cortical (parietotemporales o frontales) o incluso infratentoriales pueden que no sea posible diagnosticarlos.

Referencias bibliográficas

1. Feigin VL, Rinkel GJ, Lawes CM, Algra A, Bennett DA, van Gijn J, et al. Risk factors for subarachnoid hemorrhage: an updated systematic review of epidemiological studies. Stroke 2005;36(12):2773-80.

2. The International Study of Unruptured Intracranial Aneurysms Investigators. Unruptured intracranial aneurysms-risk of rupture and risks of surgical intervention. International Study of Unruptured Intracranial Aneurysms Investigators. N Eng J Med. 1998;339(24):1725-33.

3. Kassell NF, Sasaki T, Colohan AR, Nazar G. Cerebral Vasospasm following aneurysmal subarachnoid hemorrhage. Stroke 1985; 16 (4): 562-72.

4. Izzy S, Muehlschlegel S. Cerebral vasospasm after aneurysmal subarachnoid hemorrhage and traumatic brain injury. Curr Treat Options Neurol 2014;16(1):278.

5. Scherle-Matamoros CE; Pérez-Nellar J, Fernández-Cue L. Vasoespasmo sintomático. Caracterización clínica. Neurocirugía 2011; 22: 116-22.

6. Abla AA, Wilson DA, Williamson RW, Nakaji P, McDougall CG, Zabramski JM, et al. The relationship between ruptured aneurysm location, subarachnoid hemorrhage clot thickness, and incidence of radiographic or symptomatic vasospasm in patients enrolled in a prospective randomized controlled trial. J Neurosurg. 2014;120(2):391-7.

7. Aaslid R, Huber P, Nornes H: A transcranial Doppler method in the evaluation of cerebrovascular spasm. Neuroradiology 1986; 28: 11-16.

8. Aaslid R, Huber P, Nornes H. Evaluation of cerebrovascular spasm with transcraneal Doppler ultrasound. J Neurosurg 1984; 60: 37-41.

9. Sloan MA, Burch CM, Wozniak MA, Rothman MI, Rigamonti D, Permutt T, et al. Transcranial Doppler detection of vertebrobasilar vasospasm following subarachnoid hemorrhage. Stroke 1994; 25 (11): 2187-97.

10. Soustiel JF, Shik V, Shreiber R, Tavor Y, Goldsher D. Basilar vasospasm diagnosis: Investigation of a modified "Lindegaard Index" based on imaging studies and blood velocity measurements of the basilar artery. Stroke 2002; 33(1): 72-7.

11. Sloan MA, Alexandrov AV, Tegeler CH, Spencer MP, Caplan LR, Feldmann E, et al. Assessment: Transcranial Doppler ultrasonography. Report of the Therapeutics and Technology Assessment Subcommittee of the American Academy of Neurology. Neurology 2004; 62: 1468-81.

12. Scherle-Matamoros CE, Pérez-Nellar J, Castro-Jiménez M. Utilidad clínica del Doppler transcraneal en el diagnóstico del vasoespasmo cerebral en la hemorragia subaracnoidea. Estudio de validación. Rev Neurol 2008; 47(6): 295-8.

13. Lysakowski C, Walder B, Costanza MC, Tramer MR. Transcranial Doppler versus angiography in patients with vasospasm due to a ruptured cerebral aneurysm: a systematic review. Stroke 2001; 32: 2292-8.

14. García-García J, Díaz-Maroto I, Ayo-Martín Ó, Segura T. Utilidad de la neurosonología en el diagnóstico de la hidrocefalia aguda. Rev Neurol 2012; 54 (11): 699-700.

15. Harrer JU, Tsivgoulis G. Transcranial sonography for monitoring hydrocephalus. An underestimated imaging modality. Neurology 2011; 76: 858-62.

16. Fisher CM, Kistler JP, Davis JM. Relation of cerebral vasospasm to subarachnoid hemorrhage visualized by computerized tomographic scanning. Neurosurgery. 1980;6(1):1-9.

17. Azarpazhooh MR,a MR, Velayati A, Chambers BR, Nejad HM, Nejad PS. Microembolic signals in subarachnoid hemorrhage. J Clin Neurosc 2009;16(3):390-93.

18. Romano JG, Forteza AM, Concha M, Koch S, Heros RC, Morcos JJ, Babikian VL Detection of Microemboli by Transcranial Doppler Ultrasonography in Aneurysmal Subarachnoid Hemorrhage. Neurosurgery. 2002;50(5):1026-30.

19. Lindegaard KF, Nornes H, Bakke SJ. Cerebral vasospasm diagnosis by means of angiography and blood velocity measurements. Acta Neurochir (Wien) 1989; 100: 12-24.

20. Pérez Nellar J, Scherle Matamoros C, Gil Alfonso M, González J, Hierro García D. Hemorragia subaracnoidea no aneurismática. Rev Cubana Med. 2014;53(3).

21. Aaslid R. Transcranial Doppler assessment of cerebral vasospasm. European Journal of Ultrasound 2002; 16: 3-10.

22. Jabbarli R, Reinhard M, Roelz R, Kaier K, Weyerbrock A, Taschner C, et al. Clinical relevance of anterior cerebral artery asymmetry in aneurysmal subarachnoid hemorrhage. J Neurosurg 2016; 23:1-7.

23. Lindegaard KF, Grolimund P, Aaslid R, Nornes H. Evaluation of cerebral AVM's using transcranial Doppler ultrasound. J Neurosurg 1986;65(3):335-44.

24. Scherle-Matamoros CE, Pérez-Nellar J. Eficacia del Doppler transcraneal para la detección del vasoespasmo en las arterias cerebrales anteriores. Rev Neurol 2010; 50: 273-8.

25. Carrera E, Schmidt JM, Oddo M, Ostapkovich N, Claassen J, Rincon F, et al. Transcranial Doppler Ultrasound in the Acute Phase of Aneurysmal Subarachnoid Hemorrhage. Cerebrovasc Dis 2009;27(6):579-584.

26. Shinoda N, Hirai O, Hori S, Mikami K, Bando T, Shimo D, et al. Utility of MRI-based disproportionately enlarged subarachnoid space hydrocephalus scoring for predicting prognosis after surgery for idiopathic normal pressure hydrocephalus: clinical research. J Neurosurg. 2017; 3:1-7.

27. Scherle-Matamoros CE. Comparación del diámetro del III ventrículo mensurado por dúplex transcraneal y tomografía computada de cráneo. Rev Mex Neuroci 2014;15(4):197-200.

28. López-Hernández N, García-Escrivá A, Moltó-Jordá JM. Estudio del diámetro del ventrículo III mediante dúplex transcraneal. Neurología 2007; 22: 507-10.

29. Safatli DA, Günther A, Schlattmann P, Schwarz F, Kalff R, Ewald C. Predictors of 30-day mortality in patients with spontaneous primary intracerebral hemorrhage. Surg Neurol Int 2016;7(Suppl 18):S510-7.

30. Irimia-Sieira P, Moya-Molina M, Martínez-Vila E. Aspectos clínicos y factores pronósticos en la hemorragia Intracerebral. Rev Neurol 2000; 31: 192-8.

31. Sacco RL, Wolf PA, Bharucha NE, Meeks SL, Kannel WB, Charette LJ, et al. Subarachnoid and intracerebral hemorrhage: natural history, prognosis, and precursive factors in the Framingham study. Neurology 1984; 34: 847-54.

32. Martí-Fàbregas J, Belvís R, Guàrdia E, Cocho D, Martí-Vilalta JL. Relationship between transcranial Doppler and CT data in acute intracerebral hemorrhage. Am J Neuroradiol 2005;26(1):113-8.

33. Martí-Fàbregas J, Belvís R, Guardia E, Cocho D, Muñoz J, Marruecos L, Martí-Vilalta JL. Prognostic value of Pulsatility Index in acute intracerebral hemorrhage. Neurology 2003;61(8):1051-6.

34. Mayer SA, Thomas CE, Diamond BE. Asymmetry of intracranial hemodynamics as an indicator of mass effect in acute intracerebral hemorrhage. A transcranial Doppler study. Stroke 1996;27(10):1788-92.

Capitulo 9

Índice de pulsatilidad. De la enfermedad de pequeño vaso a la hipertensión endocraneal

Claudio Enrique Scherle Matamoros - José Ignacio Suárez
Danny Rivero - Nelson Maldonado

En capítulos anteriores vimos cómo a partir de las diferentes aplicaciones del ultrasonido en el estudio de las enfermedades cerebrovasculares es posible obtener información hemodinámica en tiempo real del estado de la circulación sanguínea cerebral. Con cualquiera de las dos técnicas, Doppler transcraneano (DTC) y el Dúplex transcraneal (DTCC), es posible determinar de forma indirecta las características del flujo sanguíneo cerebral (FSC) a partir del registro de las velocidades de flujo. Asumiendo que la velocidad registrada es el resultado del cociente entre el FSC y el área del vaso; y como que el diámetro de los vasos que forman el polígono de Willis se mantiene casi constante, incluso en condiciones extremas de oxigenación o de variaciones de la tensión arterial, los cambios en la velocidad del flujo sanguíneo parecen reflejar de forma proporcional los cambios en el FSC en los vasos insonados.

El DTC mide, en cada latido de las arterias cerebrales, la velocidad de pico sistólica (VS) y diastólica (VD), calcula la velocidad media de flujo (VMF) y el índice de pulsatilidad (IP). A partir de la determinación de la VMF y los IP pueden identificarse sonogramas con diferentes patrones de velocidad de flujo que responden a variadas condiciones hemodinámicas.

Patrones hemodinámicos cerebrales según el IP

En un sujeto normal, el patrón hemodinámico cerebral muestra velocidades de FSC dentro del rango de la normalidad para la edad y una baja pulsatilidad (IP entre 0,6-1,1), reflejo de la baja resistencia al paso de sangre por las arteriolas (normodinámico) (Tabla 1). Cuando la velocidad del FSC está aumentada por encima de los valores normales en toda la extensión de un vaso, por ejemplo, en la arteria cerebral media (ACM), se asocia a una baja pulsatilidad (IP < 0,6) (patrón hiperdinámico), que refleja una menor resistencia vascular en la circulación más allá del vaso insonado. Puede ocurrir lo contrario, la velocidad del FSC estar disminuida y la pulsatilidad aumentada (IP = 1,2-1,6) (patrón hipodinámico o de alta resistencia) por incremento de la resistencia en las arteriolas, resultado de alteraciones en la pared u obstrucción, o a compresión extrínseca por hipertensión intracraneal leve. Cuando la presión intracraneal (PIC) se intensifica disminuye la velocidad del FSC y se registra un incremento en la pulsatilidad (IP = 1,7-1,9). Si el aumento de la PIC es intenso y no mejora con las medidas terapéuticas indicadas desciende aún más el FSC y la pulsatilidad se incrementa (IP > 2). Visto de otro modo, los sonogramas suelen tener un menor componente diastólico que progresivamente disminuye hasta llegar a la asistolia encefálica (2).

Tabla 1 Patrones hemodinámicos cerebrales.

Patrón	Condición	Índice pulsatilidad
Normodinámico	Sujeto normal	0,6-1,1
Hiperdinámico	Estenosis intracraneal, vasoespasmo, malformación arteriovenosa cerebral	<0,6
Hipodinámico	Enfermedad de pequeños vasos	1,2-1,6
	Hipertensión endocraneal	>1,7

Enfermedad de pequeño vaso (infarto lacunar)

El término de laguna fue utilizado por primera vez en el siglo XIX por Dechambre en 1838 y Duran-Fardel en 1843 al describir los hallazgos anatomopatológicos (3). Sin embargo, no fue hasta 1901 que Pierre Marie establece el concepto de laguna como lesión secundaria a un infarto cerebral (4). Durante la década de los años 1970, Miller Fisher, a partir de estudios de correlación anatomopatológica, describió los síndromes lacunares, y definió el infarto lacunar como un área de isquemia de diámetro no superior a 1,5 cm que asienta en el territorio de una arteria perforante cerebral (arterias lenticuloestriadas, talamoperforantes o del tronco cerebral) (4).

Los infartos lacunares son la causa en el 25 % de los enfermos con ictus, aparecen principalmente entre la sexta o séptima décadas de la vida y los principales factores de riesgo relacionados son la HTA crónica (70-95 % de los pacientes), la diabetes mellitus (11 y el 30 %) y el hábito de fumar (25 y el 65 %) (4,5). Puede asociarse con otros marcadores de arteriosclerosis, como la cardiopatía isquémica (en el 25 % de los pacientes) o la ateromatosis carotídea (en el 15 %) (6-9). La cardiopatía embolígena como única causa se ha demostrado solo en el 4 % de los pacientes (5,7).

Se han descrito al menos 20 síndromes lacunares, los cinco más frecuentes son: hemiparesia motora pura, síndrome sensitivo puro, síndrome sensitivo-motor, disartria-mano torpe y hemiparesia atáxica (4) (Tabla 2).

Tabla 2. Criterios diagnósticos de infarto lacunar
• Síndrome lacunar.
• Historia de diabetes o HTA.
• Infarto cerebral menor de 1,5 cm localizado en estructuras profundas (TC-IRM).
• Exclusión de otras causas.

En el diagnóstico del infarto lacunar es esencial la neuroimagen. La tomografía cerebral (TC) tiene una positividad que varía según las series entre el 30 y el 70 %, rango que es explicable porque solo muestra los infartos de diámetro superior a 2 mm, y por su escasa sensibilidad para detectar lesiones en las estructuras de la fosa posterior. La imagen por resonancia magnética (IRM), en cambio, detecta infartos lacunares de menor tamaño; además de que permite obtener cortes en las tres direcciones del espacio.

En la práctica clínica diaria, el diagnóstico de la enfermedad de pequeño vaso se realiza de forma indirecta usando una de las dos técnicas de imagen, buscando en el parénquima encefálico las consecuencias anatómicas de la enfermedad, sin obtenerse información fisiológica, directa o indirecta, del estado de los vasos perforantes. Lo anterior ha incentivado a buscar un método diagnóstico con costo-beneficio, que sumado a la información anatómica obtenida con la neuroimagen brinde datos fisiológicos que permitan seguir el progreso de la enfermedad o los resultados de un esquema terapéutico (Fig. 1).

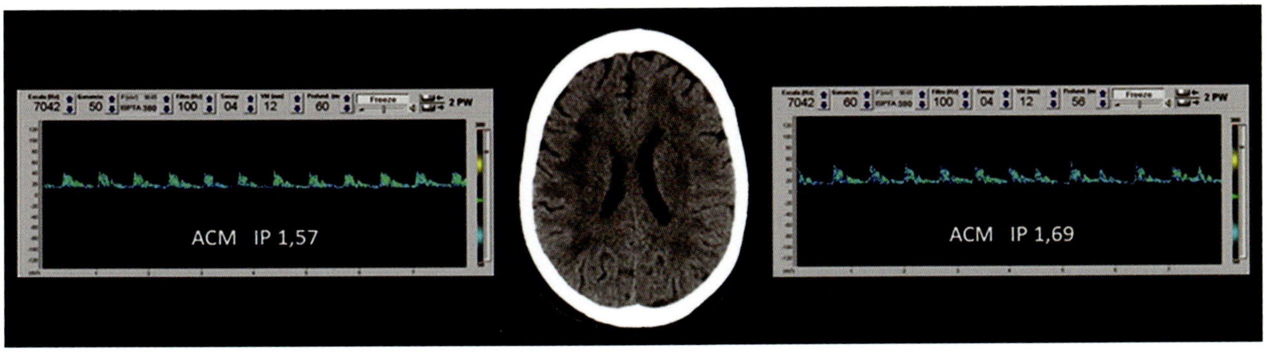

Fig. 1. Mujer, 63 años, con historia de hipertensión arterial y diabetes mellitus tratada con insulina. TC, lesiones hipodensas en sustancia blanca bilateral (leucoaraiosis). DTC, aumento de los índices de pulsatilidad bilateral.

El aumento del IP mensurado con ultrasonido refleja el incremento de la resistencia vascular en los pequeños vasos, consecuencia de la disminución del calibre del lumen por lipohialinosis o placas de microateroma. Estudios que han comparado el IP, determinado en la ACM, con la presencia de lesiones hiperintensas periventriculares, en la sustancia blanca e infartos lacunares en IRM, han encontrado que el IP es un factor independiente para predecir la existencia de lesiones en sustancia blanca con una sensibilidad del 70-89 % y una especificidad 73 % (10). Concluyendo que el IP mensurado con DTC se correlaciona con la severidad de la enfermedad de pequeño vaso y que puede ser usado como método para guiar la indicación de la IRM (11,12).

Hipertensión endocraneal

La relación entre las velocidades de flujo y el IP con la presión intracraneal (PIC) y la presión de perfusión cerebral (PPC) ha sido descrita (13). A medida que la PIC se incrementa, desciende la PPC, lo que a efectos de la ecografía se traduce en un descenso inicial de la velocidad diastólica (registrándose sonogramas resistivos) y un incremento progresivo del IP. La alta pulsatilidad (IP entre 1.2-1.6) se asocia con hipertensión intracraneana (HIC) moderada, y superior a 3 con un aumento grave de la PIC y asistolia cerebral.

Tradicionalmente, la PPC absoluta se calcula restando el valor de la tensión arterial media (TAM) a la PIC, lo que requiere de monitorización invasiva. Mediante ecografía es posible determinarla, pero ninguna de las fórmulas descritas (Aaslid, Czosnyka, Schmith) es totalmente precisa.

Muerte encefálica (ME)

La esencia de la confirmación del diagnóstico de ME es la existencia de un estado de coma de causa irreversible y etiología conocida con evidencia clínica y/o por imagen de una lesión destructiva del sistema nervioso central. Independientemente de la causa, la evolución final es similar en todos los casos.

El aumento de la PIC secundario a edema, efecto de masa, o anoxia, entre otras, llega a un punto en que compromete la PPC provocando disfunción y muerte neuronal. En condiciones normales la PIC es más baja que la presión arterial de manera que el FSC se mantiene durante todo el ciclo cardíaco. Al incrementarse la PIC y superar la presión arterial diastólica solo existe flujo en sístole. Una vez que la PIC y la TAM se igualan, la perfusión cerebral cesa seguido de isquemia global, edema y necrosis.

Para el diagnóstico un requisito indispensable es que la exploración ultrasonográfica, con DTC o DTCC, solo debe realizarse en el contexto de un enfermo con exploración clínica compatible con ME.

Se han descrito patrones característicos de FSC diagnósticos de ME como describimos a continuación (14) (Fig. 2):

1. Reducción del flujo sistólico e inversión del flujo en diástole (flujo reverberante).
2. Mínimas espigas sistólicas con ausencia de flujo diastólico.
3. Ausencia de flujo. En este caso no puede confirmarse la muerte cerebral por DTC, salvo que se haya realizado estudios seriados previos o el patrón de flujo reverberante se encuentre en la porción extracraneal de la arteria carótida interna.

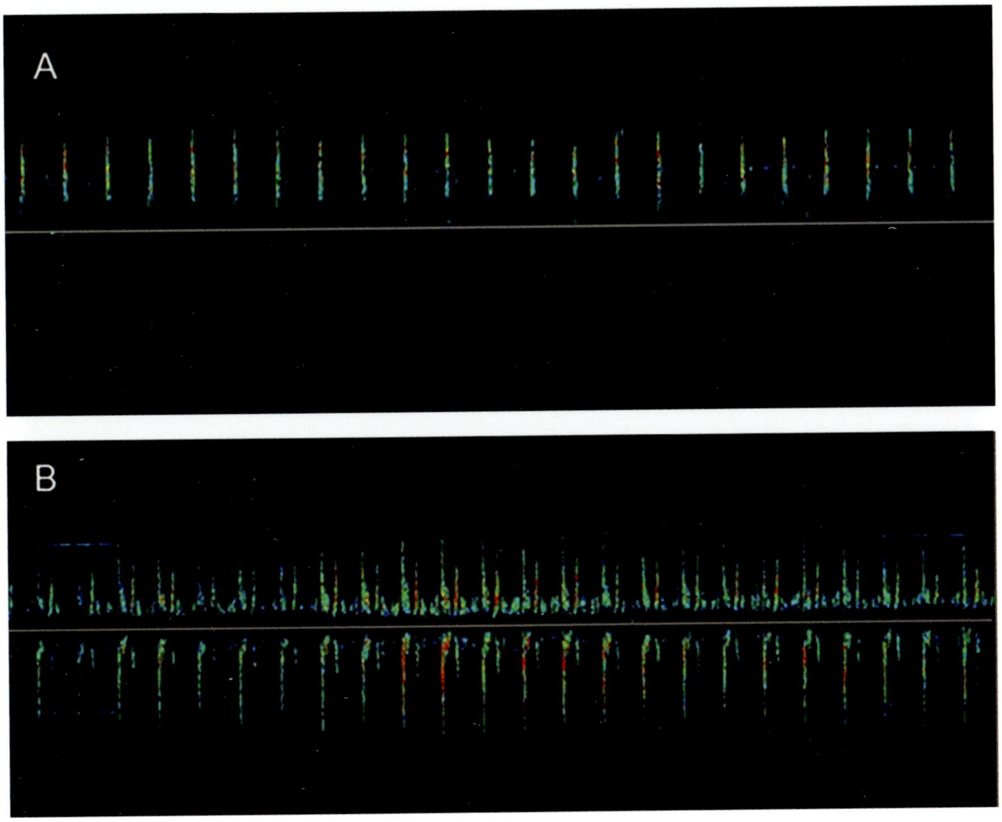

Fig. 2. Sonogramas compatibles con diagnóstico de muerte encefálica. (A) Espigas sistólicas. (B) Flujo reverberante.

Especificaciones técnicas

El equipo de ultrasonografía debe estar equipado con una sonda DTC de 2 MHz y debe tener la opción de proporcionar una potencia de transmisión de 100 MW/cm^2, con un volumen de muestra estudiado de un máximo de 10 mm. En aquellos aparatos con filtros de sonido no automáticos éste debe colocarse al nivel más bajo posible (por ej., 50 Hz) para evitar que flujos diastólicos de baja intensidad pasen inadvertidos. El registro de flujo (velocidad y morfología) debe mantenerse constante durante al menos 30 segundos por arteria insonada y quedar registrado en papel o un soporte recuperable.

Recomendaciones

- Para establecer el diagnóstico de ME es preciso registrar los sonogramas compatibles (Fig. 2) en ambas ACM y en la arteria basilar (AB). La falta de señal DTC durante la insonación transcraneal de las arterias cerebrales basales no es un hallazgo fiable, ya que puede deberse a ausencia de ventana, salvo en el caso de que un estudio previo realizado por el mismo observador hubiera demostrado previamente flujo sanguíneo cerebral a través de una ventana ósea adecuada.
- Iniciar el estudio situando la sonda sobre el hueso temporal, dirigida en ángulo recto y a una profundidad entre 50 y 55 mm, hasta encontrar una señal de flujo dirigido contra la sonda, que es la correspondiente a la ACM.
- Seleccionar el volumen de insonación a <10 mm.
- Para evaluar la AB se coloca la sonda en la ventana suboccipital, se dirige el transductor hacia la raíz nasal y se selecciona una profundidad entre 74 y 100 mm.
- En caso de existir mala ventana ósea temporal pueden utilizarse ecopotenciadores.
- Repetir el examen con un intervalo de al menos 30 min.

Referencias bibliográficas

1. Sociedad Española de Neurosonología (SONES). Recomendaciones sobre el uso del Doppler transcraneal para determinar la existencia de paro circulatorio cerebral como apoyo diagnóstico de la muerte encefálica. Neurología 2007;22(7):441-47.
2. Álvarez-Fernández JA. Doppler transcraneal en el coma tras parada cardíaca. Rev Neurol 2011; 53:545-54.
3. Duhand-Fardel, M: Traité du Ramollissement du Cerveau, Baillihre. Paris: 1843.
4. Miller Fisher C. Lacunes: Small, deep cerebral infarcts. Neurology 1965;15;774.
5. Mok V, Kimb JS. Prevention and Management of Cerebral Small Vessel Disease. Journal of Stroke 2015;17(2):111-22.
6. Suárez P, Castillo J, Pardellas H, Vadillo J, Lema M, Noya M. Comparison of hypertensive and non-hypertensive lacunar infarcts. Rev Neurol. 1998;26(153):807-10.
7. Tegeler CH, MD; Shi F, Morgan T. Carotid Stenosis in Lacunar Stroke. Stroke 1991; 22:1124-8.

8. Tejada García J, Martínez Valderrábano V, Fernández López F, Hernández Echebarría L, Balboa Arregui O, Martínez Blanco L, et al. Lacunar infarcts. A comparative study of risk factors and carotid stenosis. Rev Clin Esp. 1995;195(3):141-6.

9. Muscari A, Conte C, Degli Esposti D, Faccioli L, Falcone R, Kolce B, et al. Factors for Lacunar Strokes with Visible Cerebral Lesions on Computed Tomography Scan. J Stroke Cerebrovasc Dis 2016;25(6):1381-8.

10. Ghorbani A, Ahmadi MJ, Shemshaki H. The value of transcranial Doppler derived pulsatility index for diagnosing cerebral small-vessel disease. Adv Biomed Res 2015;4:54.

11. Sánchez-Pérez RM, Hernández-Lorido R, Castaño-Pérez MD, Díaz-Marín C, Carneado-Ruiz J, Moltó-Jordá J. Evaluation of hemodynamic parameters by transcranial Doppler in patients with leukoaraiosis. Rev Neurol. 2003;16-31;37(4):301-11.

12. Kidwell CS, el-Saden S, Livshits Z, Martin NA, Glenn TC, Saver JL. Transcranial Doppler pulsatility indices as a measure of diffuse small-vessel disease. J Neuroimaging. 2001 Jul;11(3):229-35.

13. Bellner J, Romner B, Reinstrup P, Kristiansson KA, Ryding E, Brandt L. Transcranial Doppler sonography pulsatility index reflects intracranial pressure. Surg Neurol 2004;62(1):45-51.

14. Sociedad Española de Neurosonología (SONES). Recomendaciones sobre el uso del Doppler transcraneal para determinar la existencia de paro circulatorio cerebral como apoyo diagnóstico de la muerte encefálica. Neurología 2007;22(7):441-47.